わたしは
ドナーを選んで
ママになる

非正規の精子提供で
妊娠するまで

ヴァレリー・バウマン　佐藤満里子 訳

Inconceivable

Super Sperm Donors,
Off-the-Grid Insemination, and
Unconventional Family Planning

Valerie Bauman

原書房

わたしはドナーを選んでママになる

非正規の精子提供で妊娠するまで

INCONCEIVABLE
by
Valerie Bauman

ルナへ。ほんの短い間だったのに、今まで知らなかった愛の深さを教えてくれた。
また会えますように。

そして、ママへ。いつも、いつだって、わたしに無条件の愛を注いでくれる。
でも、お願い、この本は絶対に読まないで。
今度ばかりは逆鱗に触れるかもしれないから。

目次

子どもをもつということは、人類に完全な合意を示すことだ。子どもがいれば、こう言っているようなものだ。わたしはこの世に生まれ人生を謳歌した。断言できる。人生は繰り返すに値する素晴らしいものだと。

――ミラン・クンデラ『フェアウェル・ワルツ』

謝辞

書くことは大好きで、わたしの天職だが、孤独でつらい作業でもある……だからこそ、アビー・ヴォーンに愛を込めて感謝したい。わたしが読み上げる原稿を、何時間も電話越しに聞いてくれてありがとう。ときおり口を挟んでは、良い質問と手厳しい質問をしてくれたわね。ぴったりの言葉を探そうとするわたしに寄り添ってくれてありがとう。

バウマン家の素晴らしき弟たちへ。マーク・バウマン、自分勝手になりそうなわたしを引きとめることができるのはあなただけ。あなたのおかげで、わたしは常にましな人間でいられるの。妊活に突き進むあいだ、わたしはいつも、告知をされるときの未来の子どもの気持ちを考えてという、あなたのアドバイスを思い返した。そうでなければ、悪い方向へ転がっていたかもしれない。わたしと妊活が暴走しないように、引きとめてくれてありがとう。そして、ドルー・バウマン、わたしが最悪の状態、鬱《うつ》のどん底で、一日中（毎日だっけ？）眠ってばかりいたときのことを覚えてる？　あなたは毎日、朝九時に電話をくれた。六週間ずっとよ。わたしがまた人間らしくなれるよう、ベッドから出てこられるよう、電話をしてくれたのよね。わたしがこうしてこの本を書いているのは、あなたの確かで献身的な支えのおかげ。最後に、ジャック・バウマン、あなたの姉だったからこそ、わたしは絶対に母親になりたいと思ったの。歳の離れた姉として、あなたが赤ちゃんから大人へと成長していく様子を見ることができたのは、それだけで素晴らしい贈り物だった。親なら誰もが経験するであろう驚き、ひとりの子どもが個性溢れる人間として成長していく不思議を目の当たりにできたから。

ほかのみんなにも、感謝の気持ちでいっぱいです。ディーナ・グナイティス、わたしが流産したとき、初めて会ったのに、寄り添ってくれたあなた。あのとき、永遠の親友になると直感したわ。翌日また会いに来て、悲しみに暮れるわたしのそばにいてくれたとき、直感は確信に変わったの。あなたはまだ出来上がってない原稿を苦労して最後まで読んでくれた。まさに、最高の親友。ベサニーとニック・バトラー、いつも励ましてくれてありがとう。あなたたちがくれた意見と感想のおかげで、ようやく本にまとめることができた。わたしたち三人、独創的な心の友として、いずれいっしょに仕事をしましょう。ヒラリー・リスキン、あなたの頭脳と優れた直感に感謝している。わたしと、わたしが綴りたいと願った物語を信じてくれてありがとう。ジョー・ショー、何年にもわたる不動の友情をありがとう。アマンダ・アイルランド、大切な友だちで熱心な読者、あなたの助力と熱烈な支えは決して忘れない。同志のカランジャ・オーガスティン、この一年、言葉を紡ぐのに苦しんでいるわたしを見守ってくれてありがところ。一杯おごるわね。

そしてそっと支えてくれたみんなに感謝します。ニコール・トゥルティロ、わたしとこの物語を信じて、世に送り出すために尽力してくれてありがとう。ジョイ・フォルクス、この物語の可能性を見いだし、出版への扉を開いてくれた。とんでもない時間に膨大なメールを送らせてくれてありがとう。どうか新手で革新的なお礼とお詫びの言葉として受け取って。

敬愛する方々へ。なんの未来もないやさぐれた高校中退者だったわたしがタコマ・コミュニティ・カレッジの国語のクラスをふらりと覗いたとき、ダイアナ・マール、あなたに出会った。わたしのなかにきらりと光るものを認め、記者への道へ導いてくれた。あなたのおかげで人生が変わったの。その恩に報いるために、あなたを見習い、若い人たちを支え導いていきたい。わたしの恩師マイケル・ゴームリー、数年にわたってあなたの指導を受け、見識に触れることができて、どれほど感謝していることか。あなたから書くこととジャーナリズムについて多くを学んだわ。けれど、一番心に刻まれたのは、正直であれ、ということ。

ドナーたちへ。デイヴィッド・コンラッド、大好きな、大切な友だち。あなたのおかげで、わたしは前に進むことができた。この感謝の気持ちは決して忘れない。エディ、この突飛なサブカルチャーのおかげであなたと出会い友だちになれたことを、とても嬉しく思っている。そして、ロイヤーへ。わたしがいい母親になると認め、夢を叶えるための贈り物をくれた。ありがとう。

みんな、本当にありがとう。

はじめに

新型コロナウイルス感染症が大流行してから迎える初めての夏、どうしようもなく長い一日が延々と続く、そんなある日のことだった。

わたしは煙草を深く吸い込んで揉《も》み消し、裏庭を見渡した。年季が入った、住人専用の楽園。煉瓦《れんが》の塀は蔦《つた》に覆われ、わたしが手入れをしてきた草花は元気いっぱいだ。今は六月。肌から虫除けスプレーのにおいがする。二ヵ月前に植えた色とりどりの金魚草、パンジー、ブラックアイ・スーザン、なでしこ、その他諸々の花が咲き誇り、わたしは鮮やかなピンク、オレンジ、紫、黄色に囲まれていた。

ワシントンDCのキャピトルヒルにあるアパートメントには、連邦議会議事堂に程近いというのに、素晴らしく広い庭があった。一年前にブルックリンから引っ越してきたとき、ここにワンルームの空き部屋を見つけることができたのは幸運だった。

庭よりも気に入っているものがあるだろうって？　そう、隣近所の住人だ。みんなのおかげで、パンデミックを少しばかり楽にやり過ごすことができた。今、ガーデンテーブルの向こうから、エイヴリーが目を丸くしてわたしを見つめている。エイヴリーはノンバイナリー（自分の性自認が男性、女性に当てはまらない、または当てはめたくない人）で、うちのはす向かいのアパートメントに住んでいる。ちなみに髪はショッキングピンクだ。

「は？　いまなんて？」エイヴリーはそう言って、煙草を灰皿に押しつけた。

「赤ちゃんを産みたいなって」わたしは自分の口から転がり出た言葉に驚いていた。ウィスキーをまだ一口も飲んでいない、まったくのしらふなのに。

「いいじゃん！　そうしなよ！」エイヴリーは赤ちゃんが大好きだ。

ふたり分の新しい煙草を巻きながら、自分が言ったことをじっくり考えた。わたしは三八歳のジャーナリスト、この一五年間アメリカ全土を飛び回り、週に五、六〇時間働いている。一日一箱を空にする喫煙者で、安いバーの常連だ。

六五〇平方フィートの広さの部屋は、飲みかけの炭酸水の缶、未開封のまま積まれた封筒、テイクアウトしてきた料理の空き容器で散らかっている。まさか自分がウィスキーをがぶがぶ飲む、仕事中毒の雑誌記者になるとは思ってもいなかった。特にパンデミック中のわたしの仕事ぶりは、スーパーマンの妻で新聞記者のロイス・レインの足元にも及ばず、そのくせ、お酒の量は、ピューリッツァー賞を受賞した名コラムニスト、ジミー・ブレズリンが断酒をする前より多かった。

わたしは落ちこぼれだ。

だがまったくの落ちこぼれというわけではない。高校を中退したものの、踏ん張り、言葉への愛を糧《かて》にジャーナリストとして成功した。学んだのはコミュニティ・カレッジと小さな州立学校だが、有名大学出身であろう優秀な人たちと肩を並べて働くガッツがある。すべての仕事に情熱と能力を注ぎ続けた結果、パンデミックのさなか、わたしはずっと憧れていた上席調査報道記者になった。キャリアとしては、目標としていた仕事に、（ずいぶん）大人になってから就けたわけだ。

それに何十年も、標準時間に関係なく、大切な人が困っていたら、すべてをなげうって飛行機に飛び乗り、アメリカを横断して駆けつける良き友人であろうとした。母を手伝って三人の弟の世話をしてきた良き姉でもある。

わたしは言わば、育てる人だ。だが、自分育てはおろそかだった。いくぶん、自分は愛されるに値しない人間だと考えていた——ロマンチックな意味でも、そうでない意味でも。恋愛をしてみたことはあるし、二〇代と三〇代に、ひとりの人と長く付き合ったこともある。六年続いたこともあった。わたしはいつも率直に、結婚して子どもがたくさん欲しいと伝えていた。ゆくゆくはそうしようと言う男性もいたが、何年か経つと、どの男性も、もう少し待ってと言った。

わたしが付き合う年代の男性は、ほとんどがピーターパン症候群で、ふわふわしている。将来の約束などしないで、自由気ままにたくさんの人とデートをしてベッドを共にしたいと思っている。ポリアモリー（複数の人と同時恋愛すること）や、エシカル・ノン・モノガミー（関わりのある人全員が同意したうえで一夫一婦制に該当しない関係）は、いまや素晴らしいと思われている——クール、というわけだ。でも、わたしは違う。今のわたしは独身の三八歳。同い年の男性たちは二〇代や三〇代そこそこの女性との間に子どもをもつことを望んでいる。一方、わたしは、子どもを産めなくなるぞと警告して鳴り続ける時計のスヌーズボタンを連打しては、とりあえず黙らせることを繰り返していた。タイムリミットが刻一刻と近づいてくる。キャリア以外の、わたしのもうひとつの目標は、母親になることだ。それにたぶん、おそらく、子どもという大切な存在があれば、自分の人生が落ち着くきっかけになると期待していた。

たとえひとりで産むとしても。

夏だというのに背筋がひんやりした。

「でもさ」わたしはエイヴリーに言った。「ひとりじゃ産めないし」

だがそれからずっと、赤ちゃんを産むという考えが頭から離れなかった。眠ろうとすると、頭の後ろからささやき声がした。そして、数日後、庭で水を撒《ま》きながら、わたしの愛情に応えて美しく咲く花々を見ていて、閃《ひら》いた。〝できるわ〟わたし、ヴァレリー・バウマンは、自分ひとりで赤ちゃんを産む。誰にも邪魔させない。誰の許可もいらない。わたしが自分で決めたことだ。なぜそんな厄介なことを思いついたのか、今でもはっきりとはわからない。だが、その瞬間、わたしは必ずやり遂げるだろうとわかっていた。

決断するのは簡単だった。だがこの選択が自分をどこへ連れていくのか、自分のやり方で親になるにはどれだけ時間がかかるのか、まったく予想できなかった。精子ドナーを見つけるのも、母親になるまでの妊活の道のりも、決して簡単ではなかった。

1章

赤ちゃんを求めて

女性たちは車、公共トイレ、安いモーテルで自分の膣《ちつ》に精子を仕込む。尿をかけた妊娠検査薬のスティックを祈るように見つめ、サプリメントをダース単位で飲む。そして時には、インターネット、フェイスブック、出会い系アプリで知り合ったばかりの相手と無防備な性行為をする――すべては赤ちゃんが欲しいという夢を叶えるためだ。

人生のなかでも特に体への負担が大きい案件だというのに、女性をまともな医療機関とはかけ離れた、クールとはほど遠いところへと駆り立てるものはなんだろう？　生殖補助医療を利用した際の高額過ぎる費用、差別、医療保険の適用範囲不足を理由に挙げる人もいるだろう。単純に、子づくりを手伝ってくれる精子ドナーの正体を知りたいという人もいるだろう。

わたしもそのひとりだ。他の女性と同じように、精子バンクのウェブサイトをスクロールしては、ドナーのプロフィールを吟味し、彼らの子ども時代の写真をじっくり眺めた。ドナーを色分けした自作の表まで作った。緑は有望、赤は却下、黄色は考え中だ。だがすぐに、すべてのドナーが匿名の精子バンクは、わたしには向いていないと気づいた。子どもが自分の出自について知りたくなったとき、わたしはその答えを教えてあげたかった。

これは家族と生殖に関するあらゆる文化的なタブーに真っ向から唾を吐き、母親になりたいという夢を実現する物語だ。

二〇二〇年六月、自分のやり方で母親になればいいと閃いてからまもなく、わたしはソファで丸まり、パソコンを抱え、あちこちの精子バンクのウェブサイトを閲覧しまくった。この数日で〈赤ちゃん〉という題の表を作り、一九個の項目についてチェックする欄も作った。無料で閲覧できる範囲でわかるドナーの詳細や、写真から見て取れる特徴を記入するのだ。

身体的な特徴としては、身長、体重、体格。瞳の色と髪の色。精子バンクによっては、髪の質と量まで記述しているところもあった。人種や民族も公開されている。わたしは「唇」という項目も作り、写真から判断できる情報を書き込んだ。単にふっくらした唇が好みで、充実した表を作るのにはまっていたからだ。

他の特徴についてはもっと実際的だった。精子の運動量と値段、ドナーとしてレシピエント（精子の提供を受ける人）を妊娠させた実績はあるか、実生活において自分の子どもがいるか。

ドナーの子どもの性別が書いてあるところもあった。男の子と女の子のどちらが欲しいと決まっている人には役に立つだろう。わたしはそれよりも職業と学歴に興味があった。自分では思いつかなかった項目もあって驚いた。アレルギーの有無や、靴のサイズだ。ドナーが有名人の誰に似ているか、スタッフが独断と偏見で判定しているところもあって面白かった。

わたしが知りたい情報はそういったことではなかったが、無料で閲覧できる情報はこれですべてだった。お金を払えば、各ドナーの家系などの個人情報、はたまたセクシーな写真を閲覧することができる。世界で一番大きな精子バンクと自ら宣伝するカリフォルニア・クライオバンクでは、一四五ドルの格安料金で九〇日間、ドナーのセクシーな写真に加え、子ども時代の写真ともっと詳細な個人情報が見放題になる。しかもドナーからちょっとした記念品として詩やオリジナルの歌など、ドナーの魅力を知ることができるものがもらえる。二五〇ドルを払えば、すべての情報を閲覧することができて（これも九〇日間限定だが）、さらに詳細な顔の特徴、性格診断テストの結果を見ることができる。録音した声を聴くことができて、この音声はのちに子どもに聴かせるために保存しておくこともできる。

ソファにパソコンを置いて立ち上がり、追加料金を払うべきか、狭いリビングルームを行ったり来たりしながら考えた。飼い猫のルビーが、そんなわたしに冷たい視線を向けている。今まで閲覧したドナーの顔を思い浮かべ、時々立ち止まっては、表に書き出した候補者をひとりずつ見比べた。ひとりのドナーに夢中になったかと思えば（ちなみにドナーの名前は精子バンクがつけた仮名だ）、次の瞬間、そのドナーの欠点を粗探しするという繰り返しで、すごく消耗した。

わたしは頭のなかでずっとぶつぶつ言っていた。

シャッドはよさそう。妊娠させた実績があるし、精子の運動量も多い。うん、身長は一七三センチしかないけど、わたしは背が高いからこっちの遺伝子でカバーできるはず。アイルランド人とモロッコ人のハーフ、カールのかかった黒髪はふさふさ。唇はどう？　うん、ふっくらとは言えないけど薄くもない。ここまでのところ……唇が薄いデイヴィーと違って……いい感じ。やだ、シャッドの靴のサイズは二五センチだって。男性にしては小さくない？　靴のサイズとあそこのサイズは関係があるって聞いたことがあるけど本当？　ドナーを選ぶ時点で、未来の息子のムスコのサイズまで心配するべき？　待って、『ボヘミアン・ラプソディ』のフレディ役だった俳優のラミ・マレック似だって。だめだ。すごくハンサムなのは間違いないけど、目玉の大きな人はちょっと苦手……よちよち歩きのラミ・マレックが、ぱっちり過ぎる目を見開いて後追いをしてくる姿を想像したら震えちゃう。

アキレス。こっちが本命よ。体格は〝逞《たくま》しい〟。体重がすごくあるという意味だ。あ、でも瞳がわたしと同じ緑色だ。子どもも緑の瞳だなんて、最高じゃない？　唇はふっくら。やった！　精子の運動量が多い。ああ……でも、見た目はアクションスターのヴィン・ディーゼルだって。髪の毛がね……。しかもマルチ商法っぽい仕事をしているみたい。やっぱりだめ。妄想に付き合ってくれてありがとう、アキレス！

コートはどう？　うん、ちょっとぽっちゃりだけど……背は高いし、唇はふっくら、精子の運動量も多い、妊娠させた実績もある。すごい。ちょっと待った――今はＭＢＡの取得中で、ロースクールに進むことも検討中だって。子どもは経営と法律の頭脳を持って生まれてくるわ。問題は……彼がドミニカ人で、ヒスパニック系の黒人だということ。個人的には、子どもがどの民族でもまったくかまわない。でもアメリカで、わたしに白人ではない子どもを育てることができるだろうか。子どもにとってはどうだろう？　パートナーもおらず、ひとりで子育てをするわたしに、その子が自分の属する文化や民族的背景を身近に感じることができるよう配慮することができるかしら。生物学上の父親と関わりをもたず、母親しかいない家庭で育てられている子どもは、〝自分は寄る辺のない存在〟という思いを深めることになるかもしれない。この国で黒や褐色の肌で生きていくことの現実に、立ち向かう準備がわたしになければ、子どもが安心して暮らしていくことはできないのでは？　ああ、コート自身もそんな子どもだったのかも……。

わたしはノートパソコンを閉じて、冷たい視線を送ってくるルビーをにらみ返した。貯金はあるし、買おうと思えば、すぐに精子を買うことができる。だがこの取引は、わたしにはどうもしっくり来なかった。

なんだか腹が立ってきた。限られた情報だけで、これほど重大な決断ができるわけがない。精子バンクのウェブサイトを開くと、ドナーの学歴、趣味、既往症といった基本的な情報を無料で閲覧できる。会社によっては、追加料金なしでドナーの肉声を聴くこともできた。そこでドナーは自分が精子を提供する理由や、これまでの人生で有意義だった人間関係などについて語るのだが、わたしにはとても薄っぺらな内容だった。画面に映る男性の実際を知ることはできない。それに、彼らは報酬を受け取っている――ということは、結局はお金目当てでは？　一八歳になった子どもが親子の絆を求めて自分の前に現れたとき、向き合う覚悟が本当にあるのだろうか？　それに、ああもう、その答えを知るために待つ一八年間は、子どもにとって長過ぎる。

精子バンクでドナーを選ぶのは、アマゾンでレビューを見ずに買い物をするようなものだ。ウェブサイトでは数人のドナーを選び、身長、体重、瞳の色の情報を並べて比べることができる。どの加湿器や掃除機を買うか迷っている客に、アマゾンが提供する商品比較のサービスみたいだ。だが精子を選ぶのはもっと重要で、普通の買い物とはわけが違う。

身体的な特徴をもとにドナーを吟味していると、デザイナー・ベビーを買おうとしているようで、自分がとても浅はかな人間に思える。情けなかった。髪や瞳の色より——そう、唇がふっくらしているかどうかより——大切なのは、ドナーがどんな人物かということだ。そしてわたしの記者根性は、ドナーを審査してウェブサイト上で薦めてくる精子バンクの運営者をどうしても信頼することができなかった。自分の目でドナーを確かめたかった。赤ちゃんが欲しい。とっても。だがわたしにとって一番大切なことは、その子どもが心優しく幸せな大人に成長することだ。そのために必要なことは、ウェブサイトには何ひとつ載っていない。自分が何を望んでいるのか、まだはっきりとはわからなかったが、ウェブサイトにはないということは明らかだった。

落ち着かない気持ちで、わたしはワシントンDCの街へ散歩に出かけた。考え事をするときはいつもそうしている。ちなみに煙草はもうやめていた。

ニューバランスのスニーカーを履いて、キャピトルヒルの煉瓦を敷いた歩道をひたすら歩いた。二時間近く歩いただろうか。太陽が空を美しい色に染め地平線へと沈んでいくと、夏の暑さが少し和らいだ。街をぐるりと回って、もうすぐアパートメントに着くところで、ふと思いついた。立ち止まり、スマホを取り出し、グーグルで検索した。〝非匿名の精子ドナー〟

検索結果を数分ざっと見ただけで、実際に会ってドナーを決めるのは不可能ではないということがわかった。わたしはスマホをしまうと、急いで家に帰った。

二〇代と三〇代を通して、友だちが結婚し子どもを産むのを祝ってきた。ベビーシャワーに大喜びで参加して、欲しいものリストからプレゼントを選び、赤ちゃんの誕生を祝った。わたしの番もやってくると、疑いもしなかった。だが三〇代初めが三〇代半ばになり、やがて三〇代終わりを迎えると、楽しいだけだったベビーシャワーに不安が混じるようになった。こう問いかける自分に切なくなった。わたしの番はいつ？

幼いころから赤ちゃんが好きで、母といっしょに三人の弟の面倒を見てきた。母との関係はずっと良好で、唯一無二の大切な、愛情に満ちている。わたしは自分の子どもに、同じように無条件の愛を注ぎたかった。ただ母親になりたいわけではない。自分は母親になるために、この世に生まれたと思っていた。

独身のまま三八歳になり、何かがカチッと鳴って、わたしは前へ進む勇気を奮い起こした。〝この人だ〟と思える男性が現れるのを待たずに、母親になるのだ。心許せるパートナーが不在のまま赤ちゃんを産もうとしていることが、子どものDNAの出どころについてすべて知りたいという、言いようのないプレッシャーをもたらしていた。自分の心の平安のためでもあるが、それよりも自分の未来の子どものためだった。

未知の世界への不安や、今後の過程について猛烈に質問攻めにしてくる自分の脳はさておき、母親になるという決断をしてから、わたしは安堵の波に洗われていた。この数年、母親になりたいという強い憧れを抑え込み、年齢があがるにつれて膨れる焦りを一時的な気の迷いだと思い込もうとしてきた。それまでのわたしは初デートや長い交際期間中、自分の母親願望をポケットにしのばせ、堪えきれなくなって、いきなり「わたし、絶対赤ちゃんを産みたいの」という爆弾発言を繰り返していた。

仕事では成功したが、私生活ではもがき続けていた。だが裏庭での閃きから、すべてが変わった。

わたしは報道記者として、仕事で妥協したことは一度もない。アメリカ中を飛び回り、報道の理想を追求してきた。そのなかで、ニューヨーク州の政治、医療、移民、薬物犯罪など様々な重大問題を扱ってきた。仕事は大好きだ。報道記者として、未知の世界に尻込みなどできない。

二〇年近くにわたって、記事を追い求めるスリルを存分に味わってきたのに、まだ足りなかったとは。自分がどうしようもなく母親になりたいと願っていることに、これ以上目をつぶることはできない。時間の問題に過ぎない。わたしはずっとそう思っていた。やがて誰かと恋に落ち、家庭を築く。だが実現しなかった。そんな誰かに巡り会わなかったから。

わたしが自分の決断を最初に打ち明けたのは、弟のドルーだった。応援すると言われ、とても驚いた。弟はいつもわたしの味方だが、相手が誰であれ、そんな思いつきは非常識で考えなしだ、突飛過ぎると言われると予測していた。ドルーに「姉さんの頭がおかしくなったとは思わないよ」と言われ、心底ほっとした。

「いつも子どものためにベストを尽くす母親になると思うよ。子どもが親に求めていることって、そういうことだろ。たいていの親は自分たちが何をしているかわかっていない。でも姉さんはとことん調べて、いつだって良い親でいようとするタイプだと思う。子どもができて、それで姉さんが幸せなら――絶対、良い母親になるし――産むべきだよ」ドルーは言った。「父さんと母さんになんて言われても、さ」

「ありがとう。そう言ってもらえて嬉しいわ」わたしは心から言った。

両親については、ドルーの言う通りだった。もっと前にシングルマザーになる決断をしていたとしても、敬虔《けいけん》なカトリック教徒の両親は決して許してくれなかっただろう。わたしはもうすぐ四〇代になる大人だが、両親はいつもわたしの人生とその折々の決断に、大いに影響を与えていた。両親にはこの件をすべて秘密にしておくつもりだが、母に隠し通すのは難しいかもしれない。とても仲がよくて、ほとんど毎日話をしているから。

ある日、様子をうかがうために、母にきいてみた。もしもの話だけど、わたしが精子バンクを利用して赤ちゃんを産むとしたら、どう思う？　母ははっきりと「自分勝手で、わがままな行為ね」と言って反対した。子どもに父親を与えないということは、わたしが自分自身の父親を否定し、〝抹殺する〟のと同じことだと言った。話はそこで打ち切られた。だが、わたしの計画は終わらなかった。

幸運にも、弟三人はみんな協力的だった。一〇歳年下の弟のジャックも、両親の期待を無視できないでいるわたしに同情してくれた。

「父さんと母さんの考えや信仰は、姉さんにとってすごく厄介だと思うよ」彼は言った。「ぼくにとっても、そうさ。でもぼくより、姉さんの方が悩んでる。一日中……気に病んでいるときがあるんじゃないの？　そうじゃないかな。そうだろ？」

「まったくその通りなの……絶対認めてくれないと思う。だから迷ってるの」

ジャックも言ってくれた。「姉さんは〝間違いなく〟良い母親になるよ」

「本当に、姉さんのためにもいいと思う」彼は言った。「愛情たっぷりだし、その愛情をそそぐ相手ができるのはいいことだよ」

またしても弟は真実を突いた。わたしは独身生活を楽しんでいた。ほんとうだ。だけどずっと心にぽっかり穴が空いている気がしていた。もっと慎重に、もっと自分に正直になって考えよう。自分勝手な理由で子どもを産もうとしているのだろうか。だが、この子にはどこの誰だかわからない人との精子で生まれてきてもらうわけではない。せいいっぱい考え、慎重に計画を練ってみよう。

急いで散歩から戻ると、大股で裏庭を突っ切り、アパートメントの引戸を勢いよく開け、パソコンをつかみ、暖炉の向かいのソファに腰をおろした。ルビーはちらりとこちらを見ただけだ。近所を散歩する途中に始めたグーグル検索を再開する。

目の前に興味深いものが現れた……〈ノウン・ドナー・レジストリ（KDR）〉と呼ばれるウェブサイトでは、非匿名《ノウン》の精子ドナーが登録されていた。フェイスブックのグループでは、精子提供希望者のリストを公開している――無料で？　〈ジャスト・ア・ベビー〉というアプリでは、右へ左へとスワイプするだけで好みのドナーを見つけることができる。それだけで？

様々なリンクを見ていくうちに、うまくいくかもしれないという気持ちがじわりと湧いてきた。それから、自然と緩んでしまう唇を引き結んだ……わたしったら、本気でインターネットで精子ドナーを見つけようとしている。どうかしてる。でも、やるしかない。

実際に会ってドナーを決めることができるなら、ずっと心から離れなかった恐れや不安に目をつぶらなくて済む。将来、子どもに生物学上の父親は誰なのか、なぜママが赤ちゃんを産むのを手伝ってくれたのかときかれたときのために、わたしはその答えを用意しておきたかった。

うまくいけば、ドナーの人柄がわかるだけでなく、子どもが一八歳になる前から会ってくれるかどうかを尋ねることができるかもしれない。子どもの生物学上の父親は、未来の子どもに自信をもって紹介できる人物だと確かめたかった。あるドナーは個人的に、自分の精子を提供した複数の夫婦とその子どもたちが交流するためのフェイスブックグループを作っていた。同じ生物学上の父親をもつ子どもたちが、異母きょうだいに会い、家族の絆を感じることができる。

自分ひとりで子どもを育てようとしているわたしのような人間にとって、大いにそそられる話だ。家族が多ければ、愛も増えるし、いいことばかりだ。

わたしはすぐに、アンダーグラウンドの精子提供の世界が、その怪しさと同じくらい興味深いということに気がついた。それから数ヵ月、わたしは数十年にわたって精子を提供しているという男性たちにインタビューをした。そもそもの始まりは、二〇〇〇年代初め、ヤフーの掲示板や、地元の情報交換をするサイトであるクレイグスリスト上でのことだった。現在のウェブサイトやアプリができる前だ。当時は、ドナーが精子を提供しますと書き込むと、たまに欲しいと連絡がくるだけだった。単身の女性やレズビアンのカップルが、掲示板に精子が欲しいと書き込むことはもっと頻繁にあった。取引は一度きりの匿名の会合で、双方が引き続き連絡を取り合うことはない。受け渡しは実際に性行為をすることもあれば、カップいっぱいの精子を茶色い紙袋に入れて手渡すだけのこともあった。

その二〇年後、わたしがそろりと足を踏み入れた、規制外の、言わばグレーなマーケットである精子提供の世界は、オンライン上で爆発的に拡大していた。わたしの記者魂に火がついた。これは壮大な物語になる。わたし自身が登場する物語だ。わたしは興味深い投稿のスクリーンショットを撮り、フェイスブックのグループで特に活発に発言しているドナーとレシピエントの名前をメモした。この世界でよく知られている人物に質問を送り、このネット上の奇妙な交流の機微について理解してやろう。

ようやく、複数のドナーグループをまとめている人で、自身も豊富な提供経験のある人から返信がきた。彼はわたしが記者だとわかると、ぼくのことを書いてほしいと言った。

〝あらもちろん〟わたしは思った。〝ぜんぶ書いてあげる〟

だがこの物語は前述のドナー、わたし、もしくは誰かひとりの物語では済まない。需要と供給の出会いの物語だ。特にコロナのパンデミックを迎えている今現在、何百万人ものアメリカ人が外出を控え、自宅に留まり、やることもなく、人間の生と死について考えるようになった。それがオンライン上でのベビーブームを刺激しているようだ。

二〇二一年、アメリカでは三七〇万人近くの子どもが生まれた――疾病対策予防センター（ＣＤＣ）のデータによると、二〇二〇年より一パーセント増加している。たいして増えていないと思うかもしれないが、その前年までの五年間は、毎年およそ一パーセントずつ減少していた[1]。

増加に転じたものの、二〇一九年から二〇二〇年の減少幅が大きかったため、二〇二一年の出生数は二〇一九年の実績に届いていない。

特に人気のある精子提供のためのフェイスブックのグループを見ると、メンバーがひと月ごとに数千人も増えている。二〇二二年六月のメンバー数は二年前の三倍、二万四〇〇〇人に達した。二〇二三年八月までに、メンバー数は一七五パーセント増加している。精子の提供を希望する人が群がれば、ドナーの登録者数も増えるものだ。

非正規の精子市場が大ブームになっている背景には、パンデミック中、多くの不妊治療クリニックが〝不要不急な〟治療は後回しにするという理由で休診になったことがある。そのため正規の精子バンクも精子提供の受付を停止し、結果として、精子不足が起こった。クリニックが再開しても、精子に数千ドルも払ったり高額な治療費を賄《まかな》ったりできない人たちが、無料もしくは安価な精子を求めて、徐々にオンライン上に集まるようになった。フリーランスの精子ドナーの良いところは、新鮮な生《なま》の精子（女性の体内で五日間生きることができる）であること、しかも妊娠しやすい期間に複数回の提供を受けることができることだ。一方、凍結精子は女性の体のなかで二四時間しか生きられないし、妊娠しやすい期間に一度しか提供を受けることができないから、排卵のタイミングを合わせるのは、恐ろしく難しい。

妊活に興味を持つ女性は、わたしと同じように三〇代後半で、いま始めないともう遅いということに気づき、焦りに駆られ妊活に突き進んでいる。それを裏打ちするデータがある。二〇二一年、二〇歳から二四歳までの女性で、子どもを産んだ人の数は三パーセント減少したが、二五歳から四四歳までの女性では、五パーセント増加している。[2]

多くの人が〈ノウン・ドナー・レジストリ（ＫＤＲ）〉というウェブサイトで、フリーランスの精子ドナーを探している。ドナー・レジストリは、互いの情報を閲覧することができる。ＫＤＲは自分たちは無料で利用できる地域のための情報源で、ドナーとレシピエントを結ぶ出会いの場だと主張している。そのため、とても長い〝利用条件〟があり、メンバーはドナーの情報をきちんと読み込み、ドナーと会った際に起こるあらゆることに責任を負う必要があると書かれている。その文言に法的な縛りがあるとは思えないが、ルールに従わなかった利用者がＫＤＲから締め出されたと聞いたことがある。行動規範として、互いに敬意を払い、違法薬物の使用をやめ、性感染症をうつさないことが挙げられている。法的な契約を結ぶことを勧め、卵子や精子の提供に対して金銭のやり取りをすることを禁じている。人工授精よりも、実際の性行為の方が妊娠に効果的だと言ったり、ほのめかしたりするのも禁じられている。

スマホでウェブサイトを閲覧するのは使い勝手がいいとは言えないが、希望の授精方法（人工授精か、実際の性行為）でドナーの絞り込みができるようになっているのはありがたかった。だが結局は、わたしはすぐにKDRの閲覧をやめた。自分のプロフィールはノートパソコンで作成してみたが、スマホ上でドナー候補とメッセージのやり取りをするのは難しい気がして、あきらめた。

わたしはマッチングアプリ〈ジャスト・ア・ベビー〉とフェイスブックに絞ってドナーを探すことにした。精子ドナーとレシピエントは自分のプロフィール、写真、簡単な説明を投稿し、あとはスマホをスワイプするだけで相手を見つけることができる。わたしの感想だが、〈ジャスト・ア・ベビー〉はかなり自由だった。股間の写真を送ってくる男や、妊婦フェチの男が排除されることなく交ざっているので、女性はドナーがよからぬ動機を隠し持っていないか見極めないといけない。妊婦フェチを公言しているドナーなどは、妊娠検査薬で陽性がわかったあとも性行為をしてくれる女性にしか精子を提供しないと宣言していた。〈ジャスト・ア・ベビー〉では地元のドナーを見つけるのは難しそうだった。ほとんどは遠くに住んでいて、しかも、充分なプロフィールや写真を出そうとしない男性ばかりだった。

一方、フェイスブックはドナー探しに不可欠なものだとわかった。〈ジャスト・ア・ベビー〉と違って、フェイスブックのグループは、ドナーとレシピエントが情報交換するために、ほぼ公なフォーラムを提供してくれるので、多少安心だ。投稿も授精のアドバイスを求めるものから妊娠の報告まで幅が広い。精子を探しているレシピエントは、頻繁に撮影場所が特定できる写真や、ドナーに求めていることなどを具体的に挙げ、投稿している。

同じように、ドナーも写真を投稿したり、成果をアピールしたりしている。つまり、自分の精子で生まれた可愛い赤ちゃんや、妊娠を示す二本線が出ている妊娠検査薬の写真だ。こういったものが、レシピエントを大いに引きつけるのだ。

どのグループでも、まずはビデオチャットから始め、それから、最初は公の場所で会うことを勧められている。リーダーシップを取るのはたいていドナーの方だが、レシピエントが仕切ることもある。

サイトの管理人は変態や不届き者を排除しようと努力をしているが、他のネット上のコミュニティと同じように、難しい。わたしはついていくのがしんどいと思うようになった。

わたしにとって、すべてが想像もつかない新しい領域だった。だが妊娠に成功したレシピエントからは確かな自信が感じとれた。ドナーとレシピエントの出会いのシステムを利用し、生殖産業を介さない近道を見つけ、そして赤ちゃんをもうけ――家族を完成させようとしている。わたしは特に倫理や社会の状況と、家族をどう定義するかということに興味をそそられた。父親の存在なしに、親になる女性たちが増えていた。そしてＬＧＢＴＱ＋のカップルも自分たちのやり方で家族をつくろうとしている。オンラインの交流の場が、主流からはじかれた多くの人々にも生物学上のつながりのある子どもをもつことを可能にしている。従来の医療制度では、豊富な資金をもつ異性カップルにしか恩恵をもたらすことができなかった。

多様な家族を築くことと、政治と文化の最前線において子どもを産む権利はどう捉えられているのかということに、人々がもっとオープンに発言するときがきている。わたしは個人的に模索するかたわら、無料もしくは安価で手に入る精子を見つけ、初対面のドナーの助けを借りて家族をもつ過程において直面する、心理的、法的、そして倫理的な問題について考えた。これは新しい家族の形を推し進める決定的な瞬間になるのだろうか？　それとも複雑な問題が絡み合う危険な展望しかないのだろうか？

その両方だとしたら？

いずれにしても多くのアメリカ人が、非正規の精子市場に目を向け、従来の型にはまらない自分たちの家族を築こうとしている。無料もしくは安価で精子を手に入れることができ、子どもの生物学上の父親を知ることができるからだ。一九九五年には、一七万一〇〇〇人近いアメリカ人女性が精子バンクを利用して妊娠した。二〇一六年には、その数は四四万人に膨れ上がっている。[3] 女性の晩婚化が進み、高齢出産が当たり前になってくると、提供精子の需要も跳ね上がる。『*Single by Chance, Mothers by Choice: How Women Are Choosing Parenthood Without Marriage and Creating the New American Family*（たまたま独身、選んで母に）』の著者ロザンナ・ヘルツによると、およそ二七〇万人のアメリカ人女性が選択的シングルマザーだという。

これまでの慣習にはまらない家族のつくり方が、これほど爆発的に増え、注目を集めるようになったことは、今までなかった。親になるためのこの奇妙な道行きを、わたしは深く掘り下げ、すべてを知り尽くしてやると決めた。

2章 コンキスタドール〈征服者〉

釣りよ！　ぜえったたぁぁい釣り物件！　こんな人いるはずない。わたしは自分に言い聞かせた。

この四八時間、〈ジャスト・ア・ベビー〉にずっとかじりついていたら、ありえないほどハンサムでセクシーな男性が出てきた。クラーク・ケントばりの顎、高い頬骨、ウェーブのかかった茶色の髪。しかもニューヨークの消防士。まさにヒーローだ。頭も良く〈経営学の学位あり〉、彫刻を筆頭に芸術的な趣味をもっている。なによりも重要なのは、彼が人助けとして精子を提供しようとしていることだった。彼の提供方法は人工授精のみで——自分の提供精子で生まれる子どもの人数は一〇人未満までと決めていた。そのふたつは、わたしにとっても重要な条件だった。

マッチョな男性を探していたわけではないが、見送るのはもったいない。わたしが〈消防いかも。

士〉とあだ名をつけた彼は、とても魅力的だった。うん、素敵。イケメンというあだ名でもい

勇気を出してスマホを右へスワイプすると、マッチングが成立した。彼はすぐに返事をくれ、わたしたちはその日のうちにビデオチャットをした。彼は仕事上がりで、電話に出たときはまだ制服を着ていた。それから赤い消防士のヘルメットを脱ぎ、髪をかき上げ、にっこり笑った。歯磨き粉のコマーシャルみたいに白い歯が光って、眩《まぶ》しかった。

〝うわ、最高の遺伝子〞うっかり声に出して言いそうになった。

「本当にいたんだ！」こっちの言葉は実際に言ってしまい、わたしは真っ赤になった。

わたしたちは軽くおしゃべりをして、精子ドナーを選ぶための質問事項に、彼がスマホのメッセージや電話で返事をすると約束した。

ドナーを選ぶ過程で必ず起こることがある。時間とともに少しずつ芽生える親近感や親密さが、普段より早送りで育っていくのだ。共同でひとりの人間を産み出すという最終目的のために、様々な個人的な質問をするからだろう。ドナーに夢中になるレシピエントもいる。

友だちはわたしが消防士に熱をあげていると思っていたことだろう。だがそれは違う。彼は身長が一七〇センチで、わたしより一〇センチ低かった。ロマンチックな展開を期待するとしたら、身長が低いのは減点だ。だが精子ドナー候補として考えるなら、許容範囲だった。わた

しを含め、うちの家族や親戚は背が高いので、その遺伝子をもってすれば、未来の子どもの身長が低いことはないだろう。それに、身長なんてどうでもいい。

友だちに彼の話をするとき、わたしは自分がうっとりしている自覚があった。目がとろんとして、口元が緩み、遠くをぼんやりと眺めたり、彼のインスタグラムや送ってもらった写真を見つめたりしている。彼が赤ん坊だったころの写真を眺めていると、赤ちゃんがどんな顔になるか、具体的に想像することができた。赤ちゃんが欲しいという夢が、実現に向けて動き出した気がした。消防士は子どもから大人になるまでの自分の写真と、家系図まで披露してくれた。子どもにも彼の家族と同じような絆を感じてほしかった。彼は喜んで子どもに会い、何らかの関係を築きたいと言ったが、法的、金銭的な義務は負いたくないと言った。

わたしの希望とぴったりだった。

消防士が言うには、わたしがプロフィールに書いた希望と心配事を読んで、ふたりに共通点が多いと思ったそうだ。わたしが経済的に安定していて、頭もよく、心から母親になりたいと考えていることがわかったと言った。

プロフィールを書くとき、わたしは自分自身と、わたしが求めていることを知ってもらえるよう工夫をした。ドナーにわたしの人となりと、どんな母親になりそうかを知ってほしかったからだ。ドナーはレシピエントを選び放題だということにすぐに気づいたので、わたしは自分を魅力的な候補者だと売り込もうとした。たくさんのドナーに、スペルや文法の間違いにも気をつけるようアドバイスを受けた。ドナーの方も同じだ。あちこちのサイトにほんの数枚の写真を投稿して、所在地にすべて大文字でタンパとだけ書いているドナーもいる。フロリダ州の港市という情報だけでは、レシピエントにとって、なんの検討材料にもならない。

わたしは〈ジャスト・ア・ベビー〉と、フェイスブックの精子ドナーコミュニティに、こんな投稿をした。

ワシントンDCか首都圏在住のドナーを探しています。遠方でも、ワシントンDCまで来てくださる方なら検討します。人工授精のみ希望。以下、知っていただきたいことを記します。子どもの誕生から関わってくれる方を探しています。毎日ではなく、毎週、毎月でさえなくてもかまいません。共同で育てるわけではありませんが、子どもに「なぜママが子どもを産む手伝いをしてくれたの？」ときかれたとき、健全な説明をすることができる人。

わたしの価値観に共感し、連絡を取り合い、子どもの成長を見守り、たまに誕生日パーティーに出席してくれる、生涯の友人になっていただけたら嬉しいです。

わたしについて。選択的シングルマザーになろうと決意しました。わたしは四人きょうだいの一番上で、唯一の女の子でした。幼い弟たちの面倒を見るのが大好きで、いつもママになりたいと願っていました。雑誌記者として仕事では成功しましたが、私生活ではまだまだです。母親になるという夢を叶えるために、どうぞ力を貸してください。

この宣伝もどきのおかげで、〈ジャスト・ア・ベビー〉に山ほど、そしてフェイスブックにもなんと六〇件の連絡が届いた。六〇件のうち一〇人ちょっとは同じワシントンDCに住んでいて、そのうち四人は我こそがわたしにぴったりの候補者だと考えていた。

言葉の糸でドナーを捉える網を丹念に編んだが、消防士とは結局会うことはなかった。理由はいくつかあった。わたしがパンデミック中の移動に躊躇《ちゅうちょ》したことと、もっと近くに住んでいる人を見つけたくなったからだ。その方が便利だし、子どもの人生にもっと関わってもらうことができる。

それに、消防士は他の女性にも精子提供の約束をしていた。その女性はわたしと生理の周期が似ていたので、同じ時期に精子をもらうのは気が進まなかった。ほら、なんていうの、もう枯れていたり薄かったりしたら嫌でしょ。

それで消防士との話はなかったことにして、わたしはまた〈ジャスト・ア・ベビー〉に戻ってスマホのスワイプを再開した。

ドナー探しをしながらいつも疑問に思っていたことがある。なぜ彼らはグレーな市場で精子を提供しようとするのだろう？　動機は？

単純に提供したいからするんだ、多くの人がそう言った。

「兵役経験者のドナーは多いよ。兵役と精子提供は似ているところがあると思うな。どちらも人の役に立ち、奉仕することだから」ロバートが言った。ニューヨーク市を拠点にするドナーで、仮名でいいならとインタビューを受けてくれた。彼は退役軍人で今は公務員として働いているが、具体的な職種については教えてくれなかった。初めて精子を提供したのは、イラクで負傷した友人の妻のためだった。

「人助けが好きなんだ」彼は言った。「友人が精子をくれと触れ回っているのを聞いて、初めは冗談だと思った。でも協力してみたら、ふたりはとても喜んでくれたんだ」

ロバートは気づいた。他にももっと、同じように助けてあげられる人がいるかもしれない。

「精子バンクはとても高額だし、それでいて必ず妊娠できるわけじゃない。フェイスブックのコミュニティならドナーと交流できるし、病歴、好きなことや嫌いなこと、その他諸々のことを知ることもできる……このご時世、女性同士のカップルもたくさんいる。そんなふたりが子どもを欲しいと思ったときに必要なのが精子で、ぼくは喜んで提供するよ」

それからつけ加えた。「ぼくはお金を受け取っている」

彼は提供精子の発送料として三〇〇ドルほど受け取っていた。NI（ナチュラル・インセミネーション。〝自然〟授精。実際に性行為をする）での提供は無料だが、二〇二一年の二月からNIでの提供はやめているそうだ。ロバートはフェイスブックのコミュニティで一番人気のドナーだ。金髪と青い目。レシピエントに人気の要素がふたつ揃っているからだろう。申し込みを断ることもある。料金を提示することによって、冷やかしの人を追い払い、真剣に検討している人を見極めることができる。ロバートは精液を吸い上げるシリンジと、精液を膣内に留めておく月経カップも一緒に発送していた。至れり尽くせりだ。豊富な実績があるドナーで、陽性を示す妊娠検査薬のスティックや、自分の精子で生まれた子どもの写真を頻繁に投稿していた。

精子の発送にはどうしても費用がかかるが（レシピエントかドナーのどちらかが、小型容器、梱包材、保冷剤、そして精子凍結保存用のテストヨークバッファーを買う必要がある。テストヨークバッファーとは、発送中の精子に栄養を与えるニワトリの卵黄由来のものだ）、ほとんどの精子は無料で提供される。多くのドナーはNIを希望している。フェイスブックで複数の大規模なコミュニティを運営している人によると、ドナーの八〇パーセントはNI専門のドナーだ。だがAI（アーティフィシャル・インセミネーション。〝人工〟授精。月経カップなどに入れた精子で授精する）専門のドナーを見つけることもできる。

デションはレシピエントと性交渉をもたない精子ドナーだ。彼自身は男性と付き合っている。これまでに一〇〇人以上の赤ちゃんを誕生させていて、そのほとんどがレズビアンのカップルのためのシリンジを使ったAIだった。ちなみに最初のレシピエントはシリンジの用意を忘れ、七面鳥に肉汁をかけるターキーバスターを使ったそうだ。

「誰かの役に立つというのは、いいもんだよ」デショーンは言った。「ぼくも嬉しいし。普段は射精してもごみになるか、トイレに流すだけだろ？　人助けをしない手はないよ」

デショーンはたくさんの子どもを誕生させたことを呑気に考えているが、実際は、オンライン上のドナーのほとんどはそれぞれ自分が関わる限度を決め、レシピエント選びの基準ももっている。レシピエントと良好な関係を結べそうで、彼女が子どもの母親として魅力的だったとしても、ドナーのほとんどは養育費を支払ったり、法的義務を負ったりはしたくない。手あたり次第に子どもを誕生させたいドナーもいれば、女性側にその気があれば性的関係を長く続けたいドナーもいる。

大切な家庭になにをもたらしたいかと具体的に尋ねるドナーもいる。わたしにはそんなドナーが好ましかった。

たとえば、タイリーはよく考えてからレシピエントを選んでいる。アリゾナ州に住む三二歳で、四人の子どもの父親だ。この五年間でフェイスブックを通じて精子を提供し、四一人の子どもを誕生させた。精子バンクではアフリカ系アメリカ人のドナーを見つけるのは難しいので、彼は人気があるそうだ。親切で心優しいところもレシピエントを惹きつけるのだろう。彼はフェイスブックにホームレスの人たちのところへ食べ物を届けたり、困っている人に物資を運んだりしている写真を投稿していた。

「質問をリストにまとめているんだ。新しく生まれる赤ん坊の面倒を見ることができるか？　そのカップルは良い関係を築いているか？　そうだとしたら結婚しているか？　結婚しているなら結婚何年目か？　結婚していないなら、結婚するつもりはあるか？」

ドナーはレシピエントが経済的に自立しているかどうかを一番知りたがるものだ。選択的シングルマザーには精子を提供しないと決めている人もいる。ふた親のいる家庭に比べて経済的に不安定になるリスクが高いからだ。ふた親のいる家庭なら、子どもと生物学上のつながりがない方の親でも子どもと養子縁組をすることができるし、ドナーに金銭的な負担がかかるリスクは減る。

タイリーはレシピエントの生活状況についても詳しく尋ねている。ルームメイトはいるか？　友だちと暮らしているのか？　持ち家か？　タイリーは痛いほどわかっていた。彼のレシピエントのうち何人かは経済的に苦しくなりそうだ。だからといって子どもをあきらめるべきだとは思わない。だが生活が苦しくなったとき、レシピエントが母親として赤ん坊のために自分の足で踏ん張ることができるのか知りたかった。

「ぼくが決して起きてほしくないことは、レシピエントがこのシステムのお荷物になることなんだ」タイリーは言った。

タイリーは少し変わった方策を講じていた。自分の提供精子で生まれた二歳の女の子と、その女の子の父違いの兄で、タイリーではない他のドナーの提供精子で生まれた五歳の男の子を養子にする準備をしているところだった。およそ三年前、タイリーはレズビアンのカップルに精子を提供したが、その後、そのカップルは別れてしまった。

その後、単独親権を取った女性は窃盗と児童虐待の罪で刑務所に入ることになった。二度と親権をもつことはできないだろうと確信した女性はタイリーに助けを求め、彼の生物学上の娘である子どもだけでなく、その子の兄も養子にしてくれと頼んだ。

タイリーは躊躇しなかった。彼はすぐに児童保護サービスに電話をして、自分の生物学上の父親としての権利を主張し、その子どもの兄も養子にする手続きを始めた。

ドナーが細かな質問をして、レシピエントの子育て能力をはかり、それをもとに精子を提供するかどうか決めるというのは、妥当だし賢いやり方だと思う。わたしがインタビューしたなかでは、養育費を払っているドナーは片手の指の数ほどで（賃金を養育費の支払いのために差し押さえられている人を含む）、少数派だ。だがドナーにとって養育費の支払いは恐ろしい負担になる――特に何十人もの子どもをつくったドナーにとっては。

レシピエント側によるドナー選びに必要な審査はまた別物だ。女性が最初に確認しなくてはいけないのは、ドナーの性感染症（ＳＴＩ）検査の結果だ。特に性行為で妊娠しようと考えている女性にとって絶対に必要だ――ほとんどのＮＩドナーは三ヵ月に一度か、もしくはもっと頻繁にテストを受けている。ドナーに遺伝子検査を求めることも普通にある。遺伝子検査では、ドナーとレシピエントがどんな遺伝性疾患を子どもに伝える可能性があるかがわかる。両者が同じ遺伝子変異のキャリアだとしたら、子どもがその疾患をもって生まれてくるリスクが高い。よく心配されるのは嚢胞《のうほう》性線維症と鎌状赤血球症だが、それ以外にも一〇〇から六〇〇の遺伝性疾患があり、どの範囲まで調べるかは選ぶ検査会社やプランによる。

遺伝子検査に関するわたしのアドバイスは、気になることが特になくても、とにかく受けて、ということだ。わたしは自分が脊髄性筋萎縮症という深刻な病気になる遺伝子を持っていると知ってショックだった。

父方と母方の両方の家系に脊髄性筋萎縮症を発症した人は今までいなかったが、同じ病気の遺伝子をもっているドナーを選んだら、わたしの子どもが発症する可能性が高くなる。遺伝子検査は安心を買うようなものだ。二五〇ドルから三五〇ドルほどかかるが、わたしの場合は保険の補助があったので一〇〇ドルの負担で済んだ。

レシピエントがドナーの精子の状態の分析を要求することも、普通にある。精子の数、運動能力（精子が元気よく動いているか）、形態（形が均一で、左右のバランスよく泳いでいるか）に問題はないかを確認するためだ。調べていくうちに、わたしはたくさんの女性を妊娠させたドナーと組んでいるレシピエントの多くが、遺伝子検査をする手間をはぶいていることに気がついた。

正規の精子バンクでは徹底的に行われているドナーの遺伝子検査が、非正規の精子マーケットではすべてのレシピエントがドナーに要求しているわけではないということに、注目するべきだ。

性感染症の可能性以上に、遺伝子検査を受けていないフリーランスの精子ドナー、特に多くの子どもをウ産ませているスーパードナーが、身体的かつ精神的な問題を遺伝させるかもしれない精子を撒き散らしているのは、問題ではないだろうか？

まさにこれが、ドクター・ジェイミー・シャモンキが懸念していることだ。彼女はインタビュー当時、アメリカ最大手の精子バンク、カリフォルニア・クライオバンクの最高医療責任者だった。現在は生殖補助医療企業ＵＳファティリティ・アンド・オベーション・ファティリティの最高執行責任者をしている。

ドクター・シャモンキは、レシピエントが自分に精子を提供するドナーと面識があったとしても、正規の精子バンクの〝ドナー管理〟プログラムを利用してドナーの詳細を調べ、万が一のときに法的保護を受けられるよう準備しておくべきだと考えていた。だが、そのためには高額な費用がかかる。

わたしがのちに〈コンキスタドール〉というドナーに遺伝子検査を受けてもらったとき、わたしはふたりが同じ遺伝性疾患を持っていないかどうか、すべての項目のチェックを丹念に済ませたと考えていた。検査費用はわたしが払い、数週間後、ふたりで互いの遺伝子に問題がないことを確認した——同じ遺伝性疾患はなかったので、子どもに病気が遺伝する心配はない。だが、精子バンクは通常の遺伝子検査よりも、もっと深く掘り下げて調べる。まったくレベルが違う。遺伝子の過去に遡《さかのぼ》り、今後の病気の傾向まで詳細にひもといていく。

遺伝子というと、多くの人は常染色体顕性遺伝を思い浮かべるだろう。遺伝的な特徴のことで、あなたがそれを親から受け継ぎ、発症していたら、五〇パーセントの確率であなたの子どもにも引き継がれる——ただし生物学上の父親も同じ遺伝的特徴をもっている場合、子どもはそれを引き継ぐ可能性があるだけでなく、二五パーセントの確率で発症する可能性がある。それが嚢胞性線維症など命に関わるものだとしたら嬉しい確率とは言えない。

ドナーの家族の病歴を確認しようとしても、親族に乳癌になる可能性の高いＢＲＣＡ遺伝子変異を持つ女性はいるか？　という質問が思い浮かぶレシピエントはそういないだろう。

非正規の精子マーケットと違い、精子バンクは精子ドナーの心理学的なスクリーニングも実施している。ドナーがまったく新しいひとりの人間をつくり出し、いずれその人間が自分への期待や愛情を抱いて現れることへの心の準備ができているかを確認するためだ。あなたに他人を見る目があるとしても、ウィスキーを飲みながら語り合ったところで心理テストにはかなわない。

精子バンクの医師――フリーランスの精子ドナー市場を利用して赤ちゃんを産もうとしているわたしや他の女性の気持ちをくじこうとする多数派――は、ドナー候補には徹底的な精密検査を受けてもらうよう力説している。

「リスクが山ほどあります」シカゴを拠点に活動している不妊治療専門医のアリソン・ロジャーズは言った。「その人があなたに精子を提供するなら、きっと他の女性にも提供していますよね？　その全員と性行為をしているとしたら？　心理学的な分析をする以前に、あなたが関係を結ぼうとしているドナーはおかしいと思いませんか？　彼らはどんな思考回路をしているのでしょう――正しい理由で精子を提供しているんでしょうか？　そもそも、正しい理由とは何でしょう？」

詳細な健康診断に加え、ドクター・ロジャーズが提起した問題の答えがわかるような質問のリストを作るのは良いアイデアかもしれない。そのドナーが精子を提供する正しい理由とは何だろう？　多くのレシピエントは身長、体重、瞳の色、髪の量や質、人種や民族に注目している。高学歴のドナーやアスリートのドナーを求めている人もいる。人それぞれだ。わたしはドナー候補の人を質問攻めにしたくてたまらなかった。わたしにとっては、彼らの人柄が一番重要な決め手になるからだ。わたしと子どもは、一生涯にわたってこの人物と結びつきを持つのだから。これは慎重に決めないといけない大きな決断だ。そのために、わたしは細かな質問事項をまとめた。そのなかには、家庭環境、既往症、性格、そしてもしドナーになったらわたしとどんな関係を築きたいかという質問も入れた。

以下が質問項目。

- 性感染症検査の結果を見せてくれますか？
- なぜ精子を提供したいのですか？
- あなたの父方と母方、両方の家族のなかで、身体的、精神的な病気のある人はいますか？
- 遺伝子検査と、精液検査（精子の質と総数）を受けてくれますか？
- 赤ちゃんのころの写真を含め、あなたの写真をもっと見せてくれますか？

・あなたの精子で生まれた子どもと、どんな関係を望んでいますか？　どれくらいの頻度で連絡を取りたいと考えていますか？
・わたしがもっと子どもを欲しいと思ったら、きょうだいづくりに協力してくれますか？
・あとになって、あなたがもう子どもをつくれないことがわかって、その時点でご自分の子どもがひとりもいなかったら、わたしの子どもに対する気持ちが変わると思いますか？
・もしわたしが死んだら、親権が欲しいですか？　もしくは最初に検討する権利が欲しいですか？
・他のレシピエントや、その子どもたちと連絡を取っていますか？　異母きょうだいにあたるその子どもたちに、わたしの子どもを会わせてくれますか？
・あなたとご家族の関係について教えてくれますか？
・契約書に署名をしてくれますか？
・精子提供で何人の子どもが生まれましたか？　何人までつくりたいですか？
・子どもたちの性別を教えてくれますか？
・あなたが支持する政党を教えてくれますか？
・あなたの精子提供で生まれた子どもたちをどう思っていますか？　子どもに愛してい

るかときかれたら、なんて答えますか？

・身長は？
・瞳の色は？
・人種、民族は？
・数学は得意ですか？
・歯の矯正をしましたか？
・神様を信じていますか？　宗教に属していますか？
・ここまでの質問に答えたうえで、まだわたしに人工授精のための精子を提供してくれますか？

このころになると、わたしはレシピエント側の大切な役割として、自分の生理の周期を調べ始めた。生理が始まった日を一日目として数え、生理が終わったら定期的に排卵日予測検査薬のスティックに尿をかけ、排卵日が近いことを示す二本線が現れるのを待つ。最も妊娠しやすい日にちがわかれば、精液を注入するタイミングをはかることができる。ドナーもレシピエントの排卵日を確認するためにスティックの結果を見たがる。彼らも精子を無駄にしたくないのだ。

わたしはこの妊活業界の専門用語に慣れなくてはいけなかった。ＡＩは人工授精。ＮＩは自然受精、要するに性行為だ。なんとＰＩ（パーシャル・インセミネーション。一部自然授精）というのもある。これはドナーが自分で股間を刺激し、射精直前にレシピエントに挿入して射精するものだ。最近は、ＡＩプラスというのがあるらしい。レシピエントが手でドナーを刺激し、カップに出した精液をそのまま人工授精に使うそうだ。多くのドナーは自然授精の方がいいし、効果的に妊娠できると言い張る（調べてみたが、その証拠はどこにもなかった）。本気でそう信じているドナーもいるのだろうが、事前の約束を守らず、レシピエントの手で刺激してもらおうとするのは……子どもがいつかドナーに会って、自分がなぜ、どのようにしてこの世に生まれることになったかを知ろうとしたときのことを考えると、問題行為としか思えない。

多くのドナーには申し訳ないが、ほとんどのレシピエントは人工授精を望んでいる。ＡＩの方法はいくつかある。多くの女性はドナーに滅菌したカップのなかに射精してもらい、シリンジでそれを吸い上げ、自分の膣に挿入する。そのあと腰を高く持ち上げ、両脚をまっすぐ天井に向けて、しばらくその体勢のままでいる。そうすることの科学的根拠はないが、脚で空中を蹴るような格好の写真を撮り、フェイスブックに投稿するのがしきたりみたいになっている。〈ソフトカップ〉や〈ソフトディスク〉を使う方法を好むレシピエントもいる。膣にぴったりフィットする月経カップに精液を直接射精してもらい、こぼさないように気をつけて膣のなかの適切な場所まで挿入して、一二時間そのままにしておく。あとは精子がどこへ行けばいいかを知っている。

〈ジャスト・ア・ベビー〉のアプリをダウンロードして自分のプロフィールを作ったばかりのころは、とても非現実的な気がした。画面のデザインはかなり直感的で、デートアプリみたいだった。フェイスブックと違って自分を公にすることなく、たくさんの人のプロフィールを見ることができる。

家で何時間もスマホをスワイプして過ごしていると――次の人を閲覧するための、左へのスワイプがほとんどだったが――心が落ち着いてきた。アプリを利用するのが好きなわけではなかったが、ドナーたちが自分の言葉で自己紹介をしていると思うと、ウォルマートではなく小さな家族経営の店を覗いているみたいで、信用できる気がした。わたしは〈ジャスト・ア・ベビー〉が気に入った。精子バンクよりもドナーを自分の目で確かめ、自信をもって決断できる気がした。アプリでドナー探しをするのは、多くの人にとって実現性のある方法ではなく、検討以前のものかもしれない。だがわたしは、それほど不快な気はしなかった。そうとしか言いようがない。

すると、間抜け面だが魅力的な、わたしと同年代らしき男性の写真が出てきた。髪の毛はないが身長がとても高く、瞳は濃いブルーだった。プロフィールの記述は短いが、嘘はなさそうだ。人の役に立ちたいと書いてあった。ここから一時間くらいの場所に住んでいて――ニューヨークに住んでいる消防士よりもずっと会いやすそうだった。

この人とデートをしてみよう。

スマホを右にスワイプすると、すぐにマッチングが成立した。

それから一時間もしないうちに、わたしたちはビデオチャットをして、互いのぎこちなさにくすくす笑っていた。「きみが初めてなんだ」彼はわたしに言った。

「初めてのレシピエントって意味だといいんだけど」わたしは自分のしょうもない冗談に声を出して笑うと、彼も笑った。

翌日、キャピトルヒルの音楽パブ、ミスター・ヘンリーズで会う約束をした。歌手のロバータ・フラックがそこのステージから世に出たことでも有名な店だ。木製のブースに腰をおろし、同じアイリッシュ・ウィスキー（ジェムソン）を注文した瞬間、ビビッときた。店に入ったとき、彼は立ち上がって迎えてくれたが、わたしをぱっと見て合格点をくれたのは確かだった。わたしは例の質問リストを持ってきていた。彼は辛抱強く耳を傾けてくれた。

答えはすべて、わたしの理想通りだった。

人の役に立つためにドナーになりたいこと。ここ数年、年齢的にも早く子どもをもちたいという焦りが大きくなったが、自分にはまだその準備ができていないこと。精子ドナーになればその焦りを静め、生まれてきた子どもの写真をもらったり、実際に会ったりできるかもしれないと考えたこと。彼の答えは正直そうだった。ほかの質問への答えも魅力的だった。

イエス、子どもの人生に関わりたい。イエス、弁護士を雇って契約書に署名する。イエス、遺伝子検査と性感染症検査を受ける。精液検査にも同意してくれた。政治に対する考えや価値観も同じだった。数学と科学の知識が必要な立派な仕事をしている。魅力的な遺伝子だ。わたしから遺伝する弱点部分を補完してくれそうだ。イエス、わたしと子どもが望むときはいつでも会える。二週間に一度とか。その考えにわたしの心がとろけた。

子どもが生まれたらいつ会いたいかと尋ねると、彼は言った。「いつだと早過ぎる？」

「わたしが思うに、病院に来てもらってだいじょうぶ。分娩室のなかはだめだけど」ふたりで声をあげて笑い、それからぎこちなく見つめ合って、この計画について考えた。

それに彼は愉快だった。子どもは彼をなんと呼べばいいかと尋ねたときのことだ。わたしは普通の父子関係ではないから、ファーストネームでもいいし、ドナーが望む呼び方でもいいと思っていた。

「征服者《コンキスタドール》とか？」彼はポーカーフェイスで言った。わたしはすっかり魅了されて、めろめろになった。

勇気を出してきいてみた。「子どもがパパと呼びたいと言ったら?」

コンキスタドールは肩をすくめた。「だめだなんて言うつもりはないよ。子ども自身がそう呼ぶのが自然だと思っているなら。ぼくは子どもを拒絶したりしない」

もっと慎重になるべきだったが、わたしはすっかりその気になっていた。この男性は子どもの人生に関わってくれる。それはわたしが子どもに与えたいと願っていたもののすべてだった。

わたしはコンキスタドールに出会えて満足していた。彼はまだ自分の提供精子で子どもができた実績はないが、大勢の子どもをつくるつもりもなかった。具体的な人数制限は決めていなかったが、二桁にはしたくないと言っていた。それも安心だった。

最初の顔合わせを終えると、次のステップは契約書を作ってもらう弁護士探しと、彼の遺伝子検査、性感染症検査、そして精子の質や数の検査分析だった。だが何かがずっとわたしに警告していた。わたしは赤ちゃんのお父さん候補に本気で熱を上げてしまったのだ。

初めて会ってから、わたしたちは一日に二、三〇回もメールのやり取りをした。彼と話す口実にするため、頭を絞ってほかの質問をひねり出したりした。彼はわたしと同じ熱量で一日に何度も返事をくれ、優しく付き合ってくれた。やがて、自宅での人工授精の計画を相談するうち、会話はきわどくなってきた。こういうことはもじもじしていても仕方ない。彼が家に来たら、わたしが月経カップを渡す。彼がわたしの寝室を使って月経カップに射精する。それからわたしが入れ替わりで寝室に入り、月経カップを慎重に膣の奥に挿入するという段取りだ。だが計画中、ついに彼が、ふたりが胸のうちで考えていたことを口に出した。もともとお互い〝ちょっといい感じ〟で、深い関係に進むのもやぶさかではないムードになっていた。この密かな性的な行為——薄い壁の向こうで体液を出したり入れたりする——は、そもそも奇妙なものだ。わたしたちはすぐに互いにその気があることを認めたので、計画は一気にエロチックなものになった。例の質問リストに満足のいく答えをもらっていたせいで、わたしは警戒も忘れ彼に親しみを感じ、あっという間に恋に落ちた。わたしは長いこと独り身で、男性と最後に付き合ったのは八年前だった。わたしは彼に夢中になった。彼もわたしに夢中だと思うと有頂天になった。

わたしたちはまた会う約束をして、何が起きているのか話し合うことにした。ふたりとも恐ろしく複雑な事態になっているとわかっていたが、この先どうなるのか見届けてみたいという抗いがたい欲求を感じていた。それぞれウィスキーを二杯飲んで一時間ばかり話し合った結果、わたしたちはヘンテコかつ楽観的な計画を思いついた。ふたりでこのロマンチックな関係を追求する。それと同時に、子どもも産む。だが、彼がわたしの未来の子どもに法的な責任は一切もたないという条件はそのままだ。

何かがわたしをこの大いに怪しげな状況に、顔から突っ込ませようとしていた。それでも、わたしはわたしなりに、自分を守ろうとした。

彼にこんなことを言ったと思う。「わたしをもてあそんだり、時間を無駄にさせたりしないで。嫌な思いはたくさんだし、傷つくのも嫌なの。ドナーとレシピエントの関係に徹したままでも、充分に満足だから。実際に関係をもったら、子どもも巻き込まれるでしょ。大切なのは、わたしたちは、なにか永遠に続く、意味のある真実を求めて体を重ねようとしていること。ふたりの関係がうまくいかなかったとしても、わたしたちはお互い大人の態度で接していかないといけないわ。そうでないと子どもの人生にあなたを関わらせるわけにいかない。未来の赤ん坊に大切なことが最優先だから」

彼は滑稽なほど真面目な顔をしてわたしを見つめた。テーブルの上で両手を固く握り合わせている。見開いた目は誠実そうだった。テーブル越しに片手を伸ばし、わたしの手を取った。ここ数年で一番デートらしい、信頼できる、ロマンチックな展開だった。

「こんな気持ちになるのは久しぶりなんだ。これからどうなるのか、見届けたい」彼は言った。「それにぼくたちは真っ当な大人だから、もし関係がうまくいかなかったとしても友だちでいられると思うよ、少なくとも友だちらしくはいられる。子どものために」

わたしは彼の言葉を信じ、ふたりで初めての〝授精〟を試みるために、手をつないでわたしのアパートメントへ向かった。彼がわたしに恋愛感情をもっていると信じたかったが、頭の後ろで小さな声がささやいていた。性行為に興味があるだけだったらどうする？ わたしはその声を黙らせ、コンキスタドールの手を握る手に力をこめた。

コンキスタドールとわたしはよろめきながら寝室に入った。ふたりともウィスキーで酔っていて、避妊を気にしないでいい性行為に興奮していた。おぼつかない指で互いの服を早く脱がそうとして、廊下の壁に体をぶつけた。最高に熱い夜になるから、きっと妊娠する。彼はわたしにささやいた。わたしは（誰もがするように）適当にうなずき、彼を寝室に連れていった。準備ばっちりのように見えたが、いざ挿入という場面になると、コンキスタドールは使い物にならなかった。しぼんでいる。汗まみれの裸で、彼はあやまった。

わたしは考えつく限りのことをしてみたが、コンキスタドールは契約書の作成が終わっていないことが気になって行為に集中できないと言った。

「こういうことはよくあるの？」わたしは尋ねた。

「ああ、たまに」悪びれもしないで言う彼に、わたしは正直、苛立った。少なくともこの瞬間、わたしはひどく冷淡だった。彼にはやるべきことがあったのに、役に立たなかった。

わたしは微笑み、別にかまわないというふりをして、わかったわと言った。だが心のうちでは、とてつもなくがっかりしていた。そもそも、この男はわたしが赤ちゃんを産む手伝いをするはずなのだ。勃起しなければ、赤ちゃんどころじゃない。

彼はわたしを抱き締めると、もう帰らないといけないと言った。わたしは悔しい気持ちを押し殺し、シーツにくるまったまま、服を着る彼を見つめていた。

そして、同じことがまた起きた。その後二回行った挑戦でも、彼は短時間しか勃起を維持できなかった。わたしは不安でいっぱいだった。そして冷静になった。わたしの上に乗った彼の、丸い禿げ頭を観察していると、額から玉の汗が流れ、わたしの肌に落ちた。わたしを見下ろしている彼の瞳は、以前は情熱に溢れ魅力的だったのに、いまは心ここにあらずで、どこかよそを見ているようだった。

そのうち、彼は外でいっしょに食事をしても早々に帰るようになった。気分を変えるために、わたしが手の込んだサーモン料理を夕食に作ったときは、用事ができたと言って来なかった。ひとつ言わせてほしい。太平洋岸北西部出身の女にサーモン料理を作ると言われたら、絶対すっぽかしてはいけない。

わたしは困惑した。彼はまだわたしのことを好きだろうか？　以前言ってくれたロマンチックな気持ちは、まだ残っているだろうか？　性行為目当てでないことは確かだろう。だって、まだ一度もそこまでいってないし。彼は何を考えているのだろう？　彼はこの関係から何を得ているの？　何がなんだかさっぱりわからない。

それでも、わたしたちは一日に何度もメールを交換していた。彼は優しく魅力的で、わたしを妊娠させ、妊婦になったわたしと性行為をするという想像に夢中になっていた。ある日、彼がポルノ写真を送ってきた。若い妊婦の女性とかなり年上の男性が激しい行為に及んでいる。

これはアウト。明らかに、警告の赤い旗があがった。だが目の前にいる背の高い彼は、わたしを膝の上に乗せ、もし彼の希望通りにことが進めば、ふたりに契約書なんて必要ないとささやいてくる。つまりこういうこと？　彼はわたしと家族になりたいと言っている。そう思うと、生物学的な本能がわたしの理性を一気に吹き飛ばしてしまった。

ついに、三回目か四回目の挑戦で、コンキスタドールはどうにかやり遂げた。わたしは目をぎゅっとつぶり、うまくいくよう祈った。この日も、完全に彼を信用しているわけではなかったが、わたしは何かを感じ取っていた。上に乗って腰を前後に押しつけていると、彼は小さくうめき、それからそっと息を吐きながらベッドに背中を預けた。出た？　よくわからなかった。

赤ちゃんができるまで、もう少しだ。

わたしもベッドに仰向けになると、出たのか尋ねた。彼はうんと言った。勝利の喜びでいっぱいになる。向こうを見ていてと声をかけてから、わたしは膣の奥に月経カップを挿入した。

初めて授精をした喜びは長くは続かなかった。一週間後、コンキスタドールがひどいことを言ってきた。メールで、だ。他の州ですごく大きな仕事のオファーがあり、引っ越すことにした。子どもをつくることはもちろん、ロマンチックな関係も続けるつもりはない。

数日後、生理がきた。

ずっと馬鹿だった自分を、馬鹿だなと思った。馬鹿過ぎて気づかなかった。彼は自分のフェチを満たすために嘘をつき（わたしをもてあそばないでと、はっきり丁寧に頼んだのに）、狡猾にもわたしと性行為をした。彼は自分を文字通り征服者《コンキスタドール》と呼んでいたではないか。わたしは征服されていた。それは、いま思い返しても屈辱的だった。わたしはこの世で一番突飛な関係を、普通の付き合いと勘違いした。もう二度と、決して、ドナーとロマンチックな関係になろうと思ってはいけない。

3章

たくさんの子どもを誕生させる男たち

　ロバートには毎晩行う儀式がある。睾丸を冷やすのだ。冷凍庫から出した保冷剤をふたつ、特別デザインのボクサーブリーフの股間にあるポケットに入れる。下着はスノーボール社の製品で、宣伝によると一着五九ドルで妊娠の確率を上げることができるらしい。ロバートは長年愛用している。

「毎晩、二時間冷やすんだ」彼は言った。「睾丸が少し下にぶらさがっているのは、もともと体の他の部分より熱を外へ逃がしやすくするためだ。睾丸を冷やすと、子どもができる確率があがる。すぐに子どもができるとは限らないが、睾丸から分泌される男性ホルモンのテストステロンの量が増えるんだ」

　たくさんの子どもを誕生させているドナーのほとんどが、睾丸を冷やしている。いくつものオンライン・コミュニティの世話人で、自身もドナーをしているカイル・ゴーディは、レシピエントに会うための移動中、いつも睾丸を冷やしているそうだ。ファストフード店に寄って注文したあと、「ついでに無料の氷をくれないか？　おれの金玉に！」と言ってレジの人をびっくりさせて喜んでいる。店員の顔に浮かぶ困惑と警戒を思い返すたびに、げらげら笑ってしまうそうだ。

ロバートとカイルはレシピエントが妊娠というゴールにたどり着くまで、真摯に自分の生活と時間を捧げてサポートをする、男性グループの一員だ。だがそれ以上に注目すべきは、彼らがたくさんの子どもを誕生させていることだ。あまりに多いので、フェイスブックのコミュニティで批判されないよう、適当な人数や、わざと少ない人数を報告しているようだ。もしくは単純に、もう何人生まれたかわからなくなっているのかもしれない。

何を基準にスーパードナーと呼ぶかは決まっていない。子どもが一ダース？　二〇？　五〇？　わたしが行った聞き取り調査によると、八人から一二人の子どもを誕生させたところで、多くのドナーは自分をスーパードナーと呼び、それにふさわしいライフスタイルを追求する決意をするようだ。だが忘れないでほしい。それだけの実績をあげるために、彼らは二ダース以上の女性に精子を提供している。つまり二ダース以上の子どもを誕生させる気満々だったということだ。スーパードナーが経験を積み、妊娠の確率をあげるタイミングと知識に詳しくなると、成功率はさらにあがる。精子の数と質、運動能力をあげたら、さらに効果的だったと言うドナーもいる。

スーパードナーたちは次の精子提供に備え、マカを飲んで精子の数を増やし、個人的な性生活を自制している。どっちがより多くの子どもを誕生させるか競争している人たちもいる。もしくは特定の〝ホットな〟レシピエントを抱え、性行為そのものを楽しんでいる人もいる。野心溢れる未来の母親たちのために、多くのドナーがぴちぴちの精子をつくろうと躍起になっている。女性を妊娠させることが生活の中心になり、何ダースもの赤ん坊を誕生させ、なんと三桁に届きそうな人もいる。

妊娠できない期間が長くなると、多くの女性は〝確かなもの〟にすがりたくなる。

わたしは精子ドナーの世界で、コミュニティの番人と言える〝立派な男性たち〟に出会った。純粋で礼儀正しい男性で、不届きな変態がコミュニティに紛れ込んでくるのを阻止し、女性の妊娠に手を貸している。わたしは彼らの話にも興味があった。

特殊な空想を満たそうとしたり、単純に性行為が目的だったりするくず野郎にも出会った。わたしは不安になった。いわゆる伝統的な男女ペアの親がいる家庭では、こんな会話が交わされることだろう。パパとママが互いを好きになって、家族になろうって決めたの。そして愛し合って、あなたが生まれたのよ。だがドナーの精子で子どもを産む場合は、話がだいぶ違ってくる。

イギリスを拠点に活躍している発達心理学者スーザン・ゴロンボクは、精子ドナーとレシピエントをつなぐウェブサイトを利用している精子ドナーについて調査するチームを指揮している。調査の結果、意外でもなんでもないことに、異性愛者の男性はほとんど、簡単に性行為ができることを理由にドナー登録していることがわかった。

ゴロンボクは困った。彼女の研究では、多くの子どもたちは自分が生まれた大本の理由に意味を求めているからだ。

「父親が知らない女性と気軽な性行為をしたくてウェブサイトに名前を登録したというのは、自分がこの世に生をうけたことに対する、素敵なメッセージとは思えないでしょ？」ゴロンボクは言った。

アフリカ系アメリカ人のラトリスは長い黒髪に鮮やかな赤い口紅をつけた美しい女性だ。彼女は枕に頭を預け、脚を高くあげ、明るいブルーのシボレー・エキノックスの天井に爪先を押しつけている。

パートナーの女性が、潤滑油を注入するためのループランチャーを使って、ラトリスの膣に精液を流し入れたところだ。ふたりはロンから精液の入ったカップを受け取るために、ミシガン州の自宅から一時間かけて車を運転してきた。ロンは今ではスーパードナーで、これまでに六五人の子どもを誕生させ、他にもこれから生まれる赤ん坊がいる。

この三日間、ロンの協力を得て、ふたりは立て続けに授精に挑戦していた。ロンからカップを受け取ると、ふたりは近くの病院の人気《ひとけ》のない駐車場に移動する。それから身長一五五センチのラトリスが車の後部座席で爪先を天井につけて横になり、その脚の間にパートナーが膝立ちになる。パートナーの脚はドアの隙間から外へはみ出たままだ。ふたりが後部座席で行う、授精の言わばＤＩＹにかかる時間はほんの数秒だ。

「一五分間、脚をあげたままでいるの。それでまた車を運転して日常生活に戻るわけ」彼女は言った。

ふたりは別に黄金の切符、最初の挑戦での成功を期待しているわけではない。だが数週間後、ラトリスは妊娠する夢を見た。「現実みたいに、はっきりした夢だった」彼女は言った。翌朝、検査薬で確かめてみると妊娠していた。そのとき妊娠した男の子は、現在一歳半になっている。

ふたりは家族や友だちよりも先にロンに報告した。妊娠を示す検査薬の写真をメールすると、ロンは大喜びしてふたりを祝った。ロンにとっても初めての授精成功で、スーパードナーへの第一歩として、今でもフェイスブックで何度も自慢するネタになっている。

ロンが言うには、レシピエントが検査薬で妊娠判定が出たときの喜びが、彼の満足の源だそうだ。最近ではＡＩでの提供に絞っているが、いつもそうだったわけではない。彼は何年も、妊娠させるためにするセックスの依存症だった。

「妊娠目的のセックスをしているうちに、普通のセックス――パートナーや恋人とか、愛情表現としてのセックスができなくなったんだ。女性を妊娠させることが目標になった。妊娠クエストだよ。精液を渡したときより、セックスで妊娠させた方が深い満足を感じる。本当に最高の気分なんだ」

二〇一五年、ロンは一時的に精子提供をやめた。性行為で女性を妊娠させることよりも楽しめることを見つけるべきだと考えたからだ。三人のセラピストの世話になり、それぞれと六回の面談をした。だがなんの役にも立たず、特段の治療効果もなかった。

ところがその年、ロンに覚醒の瞬間が訪れる。一九八八年に旅行で田舎の農場に行ったときのことを鮮明に思い出したのだ。子どもだったロンは農場で、チャーリーという名前の年老いた褐色の牡牛に興味をもった。チャーリーの唯一の仕事は牝牛の群れに種付けをすることだ。巨大な家畜は（地面から肩までの体高が一八〇センチはあるだろう）三〇〇平方フィートにも満たない狭い囲いに閉じ込められ、牝牛と直接交尾をするわけではない。農場主の妻がチャーリーを射精させ、夫がその精液を牝牛に注入するのだ。

「あいつの生活は狭い囲いのなかで食って射精しているだけだ。ああ、牝牛とのんびり草地を歩くこともできない、抑圧された動物だ。それで考えたんだ。くそ、おれもチャーリーと同じだ。女性を妊娠させること以外なんの楽しみもない」

裁判所に呼び出されて養育費の支払いを求められてから、ロンは妊娠目的の性行為を自制することを真剣に考え始めた。結局は自制心の問題なんだ、彼は言った。

「弁護士の存在が大きかったと思う」ロンは言った。「はっきり言われたよ。セックスで精子を提供するのはやめろって。どんな理由があるにしても法的に面倒なことになるからって。そのうち、自分でも変わりたいと思うようになった。心境の変化ってやつが起きたんだと思う」

その後、ロンは精子の提供を再開したが、人工授精だけに絞り、動機も彼の言葉によれば〝純粋に利他的なもの〟になった。ロンは自分の提供精子で生まれた子どもたちとの面会も断らない。子どもたちには遺伝子的な背景を知る権利があると信じているからだ。

ロンは一九歳で精子提供の罠にかかった。一九八七年の秋、大学二年生のときに、二〇歳近く年上の創作の教授にそういう世界があると教えられたのだ。一対一の授業で、教授はロンを誘惑した。初めての行為のさなか教授はロンに耳打ちした。「なかに出していいわよ」教授は妊娠目的でロンを誘い、彼になんの責任も義務も負わせるつもりはなかった。ロンによると射精の快感は強烈で、人生を変える、青年期の体験になった。これが初めての性行為だった。

教授の女性はロンに、子どもができたとしてもあなたにはなんの責任もないと約束した。出産のタイムリミットが迫ってきたので、手遅れになる前にどうしても母親になりたいと言った。

ロンはその学期が終わるまでに数回、教授に精子を〝提供〟した。ふたりの努力で子どもが生まれたかどうかはわからない。

だがロンはすっかりはまってしまった。このときから、ロンは妊娠目的の性行為が風変わりな趣味になり、それ以外の行為に刺激を感じられなくなった。それから数年間は同じような機会を求め、二〇〇〇年代半ばはクレイグスリストやヤフーの掲示板を眺めて過ごしていた。時々時々無料で精子を提供するという彼の投稿を見つけた女性から連絡があった。

五〇歳になった今でも、ロンは自分の精子で子どもが誕生すると嬉しい、レシピエントの夢を叶えることができたと思うと、自尊心も満たされると言う。その献身的な姿勢のおかげで、なにか問題が起きたときでも、レシピエントとの間に強く信頼に満ちたパートナーシップを築いている。

ロンはいつもラトリスに対して紳士的で、いつもアドバイスをし、授精のタイミングについて助言や指導をしてくれた。たまに子どもの写真を見たり、希望する子どもと面会したりする以外、決して何かを強要したり要求したりしなかった。

ロンがラトリスとそのパートナーに協力するのは、単純に彼女に良い印象をもったからだ。「彼女の投稿を読んで、コミュニケーション能力が高い人だと思った」彼は言った。「そういうレシピエントに惹かれるんだ。そういう人はぼくの時間を無駄にしないからね。彼女は本気で、決断力がありそうだった。それに、しっかりしていた」

ラトリスのロンへの忠誠心は、子どもを産んですぐに試された。ラトリスには以前のパートナーとの間に生まれた一五歳の息子がいて、その子とパートナーの三人で低所得者向けの食料費補助支援《フードスタンプ》を受けていた。そこへ赤ん坊が加わると、州は子どもの父親を知りたがった。父親が養育費を出して、州の代わりに食費の支援もするべきだという考えだ。だがラトリスは父親は誰だかわからないと答え、ロンを特定しようとする州に協力しなかった。

その結果、ラトリスたちへのフードスタンプは打ち切られたが――彼女は文句を言わなかった。ドナーを裏切るよりもましだったからだ。ラトリスはまたロンと組んで、二〇二四年に次の子どもを妊娠しようとしている。

「彼は最高の贈り物をくれたわ」彼女は言った。「彼と交わした契約を、わたしは破るつもりはないの」

スーパードナーを公言している人たちのほとんどは、オンライン上の精子提供コミュニティのリーダーを目指している。コミュニティを管理し、会話を主導し、定期的に妊娠成功率を公表している。

これには良い面と悪い面がある。スーパードナーはコミュニティのページを二四時間いつでも管理していると約束している。だが、コミュニティの女性たちからは、問題のある男たちへのスーパードナーの対応に不満の声があがっている。コミュニティの管理者は、問題行動を起こすドナーがいたら報告するように女性たちに言い、調査のうえ、コミュニティからそのドナーを排除し、他のコミュニティのリーダーにも周知すると言っている。多くの管理者は六つかそれ以上の複数のコミュニティに関わっているからだ。

だが実際は、レシピエントの女性が問題のあるドナーの名前と写真を投稿して他の女性たちに注意を促そうとするのを許さない。そのため、お金目当てで女性を探しているドナーがいた、性行為の強要があった、ドナーの犯罪歴を発見したという情報は表に出ない。わたしが妊活の世界にいたこの三年間で、ドナーに性病をうつされたり性的暴行を受けたりしたという話を聞いたことはないが――だからといって、そういうことが起きていないというわけではない。

行儀の悪いドナーを告発しようとする女性はコミュニティから排除される。コミュニティの世話をしているスーパードナーがオンライン上の会話やメッセージの投稿を管理し、不満の声は黙らせるからだ。フェイスブックのコミュニティは精子バンクよりも安全だというメッセージに矛盾することは、すべて握りつぶされる。取材中、わたしもコミュニティから排除される危機感なしに意見を述べることはできなかった。結論！　深刻な問題があるとしても、管理人はレシピエントよりもドナーを守ろうとする。

ローズ・マリーは不届き者の変態に詳しい。彼女は選択的シングルマザーで、いくつかのドナーのコミュニティを渡り歩いている一匹狼だ。他のレシピエントからメールのやり取りを記録したスクリーンショットを見せられ、スーパードナーが言葉巧みにレシピエントを性行為に誘っていることを知った。

ローズ・マリーはすぐにそのスーパードナーに連絡を取り、レシピエントが望む以外の方法で授精を試みるのはコミュニティのルールに反していると注意した。運営側は定期的にコミュニティのルールを守るよう呼び掛けているが、ルールを破ろうとするドナーといたちごっこをしているようなものだ。性行為を伴う自然授精をしようという要求を断ると、男たちはレシピエントに腹を立てる。たいてい会話は普通に始まり、様々な質問を交わす数日間も問題ない。だがそれが急に不穏になる。レシピエントは性行為の要求に応えるべきだと考えているドナーもいるようだ。性行為をしないという条件での交渉は、急激に古臭くなってしまった。男性たちは〝下手な鉄砲も数撃ちゃ当たる〟といった体《てい》で、多くの女性に性行為を持ちかけ、たまに応じるレシピエントがいる。

フェイスブックのコミュニティに参加し始めたばかりのころ、魅力的な女性が自分の写真を投稿してドナーを募ると、一部の男性が〝ぼくのもの〟宣言をすることに気がついた。放っておくと女性が辟易《へきえき》してコミュニティから抜けてしまうので、最終的には管理人が介入する。だがそもそもそういうことが起きるという事実と、ここには性行為目的の男性がたくさんいるということなのだと、わたしは肝に銘じた。

長く活動しているスーパードナーのなかには、ハンサムな新しいドナーや、地域的に縄張りがかぶるライバルに嫌がらせをしたと繰り返し非難される人もいる。

新しいドナーの参入を邪魔することへの苦情は、時々フェイスブックのコミュニティに寄せられることもあるが、記録が残るのがよほど嫌なのか、数は多くない。

「まぁ、新しいドナーが出てきたら嫌だよね。自分がロサンゼルスを拠点に、ロサンゼルスで唯一のドナーとして活動していたら」ドナーのひとりが言った。「でもレシピエントの選択肢は増える。女性は違うものを求めるかもしれないから、いいんじゃないかな」

フェイスブックの精子ドナーのコミュニティで、一番人気のドナーとして君臨しているカイルも同じ考えだ。カイルは自分のライバルになるからという理由で新しいドナー希望者を排除しようとするのはよくないと考えている。

カイルは厳密に言うとニュージーランド、オーストラリア、そしてカナダから入国を禁じられている。ニュージーランドの入国審査書類に自分は定期的に精子を提供する精子ドナーだと記入したところ、カナダに入国する際に四時間も質問されたそうだ（彼はニュージーランド政府がその情報をオーストラリアとカナダに伝えたのではないかと疑っている)。

スーパードナーは自分と地理的、遺伝子的にかぶる新規ドナーの参入を嫌がるものだ。人口の多いカリフォルニアとニューヨーク市でも、子どもをたくさん誕生させたドナー(兼コミュニティの管理人)は、ふたりしかいない。賑やかな地域の割に、思ったよりドナーが少ないと感じるだろう。わたしの調査によると、コミュニティの管理人が白人男性だとしたら、アジア系のドナーなら、同じ地域を拠点にしていても受け入れるかもしれない。だが同じ白人で、身長一八〇センチ以上で青い瞳という人気の身体的条件を満たしているドナーは受け入れないだろう。女性がコミュニティに参加しても、妊娠したら出ていってしまうことも問題の一端を担っている。女性たちが管理人にもっと意見をするか、ドナー選別に最低限の基準をもつ自分たちのコミュニティを立ち上げるようになれば、変わるかもしれない。

あるとき、あるコミュニティで人気のドナーが性犯罪の前科があることがわかった。赤毛に青い瞳という人気の組み合わせで、前科が暴露される以前から彼を知る人によると、一二人の子どもを誕生させたそうだ。彼が主に利用しているフェイスブックのコミュニティに、彼が性犯罪者として登録されている警察のファイルの顔写真を投稿した女性がいた。その女性はコミュニティから追い出され、投稿も削除された。管理人はフリーランスの精子提供は安全で、精子バンクに代わる良い選択肢だという説に都合の悪い投稿をされるのを嫌うからだ。彼らは女性と生まれてくる子どもたちの安全と幸せよりも、自分たちが精子を提供し、そして性行為を続けられることの方が大切なのだ。

メリッサ（仮名）はAIをすると約束したドナーに会うために遠方まで車で行ったが、NIでないとだめだと言われた。彼女は性行為を断ったが、移動にかけた六時間分のガソリン代とモーテルの部屋代を払ったあげく、貴重な排卵日も無駄にした。同じようにはるばる会いに行ったドナーが、他の複数の女性に精子を提供したばかりだったこともあった。ドナーは提供のタイミングに合わせて適切に自制しておくべきなのに、精子はほとんど残っていなかったわけだ。

ありがたいことに、良い人たちもいる。

ステファニー・ウィッカーのドナーは、現在よちよち歩きができるようになった息子が生まれたときから、積極的に関わってくれた。ウィッカーは息子とふたり暮らしという新しい家庭と、ドナーとその妻の家庭との関係を丁寧に築いてきた——全員が子どもの幸せを第一に考えている。

「初めのうちは、こういう関係ってどうなんだろうと思ってました」看護師で、選択的シングルマザーのウィッカーはドナーをオンラインで見つけた。「でもドナーと彼の奥さんとは、定期的に連絡を取り合っています。おかげで息子は母違いのお姉ちゃん、同じドナーの提供精子で他の選択的シングルマザーが産んだ女の子と会うことができました」

ドナー夫婦の間に子どもが生まれても、この関係を続けていくそうだ。「だって、古いしきたりにとらわれない家族を築くのって、すごいことじゃない?」ステファニーは言った。

わたしと同じように、ステファニーもドナーで生まれた子どもたちの経験や想いにもっと関心を寄せるべきだと考えている。ドナー産業の未来を定めるには、それが不可欠だ。

自分の精子で生まれた子どもたち全員と関係を保つことができると主張するスーパードナーもいる。アリ・ナーゲルは四八歳で、今までのところ世界中に一四二人の子どもを誕生させ、これから一五人が生まれる予定だ。「時々海外に行って、実際に結婚するんだ。夫婦じゃないと不妊治療のクリニックに行けない国があるから。ものすごく面倒くさいよな」アリは言った。「女性に体外受精や他の治療が必要で、さらに他の国に行かなくちゃいけない場合もそう。そこが夫婦でないと治療が受けられない国だと、やっぱり結婚するんだ。色々やってきたよ」

彼はレシピエントのために世界中を飛び回る写真を、定期的にフェイスブックに投稿している。アリが言うには、動機と満足の源は、人助けらしい。

「父親になることを楽しんでいるんだ。だから、レズビアンのカップルが家族をつくる手伝いをしてくれと言ってきたり、独身の女性が子どもが欲しいから精子をくれないかと言ってきたりしたら、協力する。いい考えだと思うから」

最初は自分自身の家族を増やそうという気持ちで始め、大学教授という日常では叶えることができないだけの、多くの子どもを誕生させようとした。だが今は子どもが多過ぎて、動機は当初よりもっと利他的になったそうだ。

自分のしていることが社会通念上のタブーだとしても、アリはスーパードナーは需要に応えていると信じている。

「多くの人は、子どもが欲しいなら養子をとればいいじゃないか？　って考えていると思う。そういう人たちは、養子をとることの大変さを知らないんだ」彼は言った。「もしくは、不妊治療のクリニックに行って精子バンクの精子を使えばいいのにって、考えている。そういう人たちは、精子バンクで自分の子どもの父親を選ぶことが、どんなにもやもやすることかわかっていないんだ」

「精子バンクを利用する方が、いかれていると思う」アリは言った。「人生で一番大切な決断を、目をつぶってするようなもんだよ」

精子バンクと違って、アリのレシピエントは彼が誕生させた子どもたちの写真を見ることができるし、子どもたちに遺伝子的な病気がないか確認できる。しかも他のレシピエント夫婦に会って、自分と気が合うかどうかもわかる。

マイクがフェイスブックのコミュニティに自分のプロフィールをのせて、精子の提供を申し出ると、すぐに連絡が殺到した。彼を選んだ女性たちが波のように押し寄せ、デートアプリで経験した世界とはまったく別物だった。この新しい、目的が明確な場所では、彼は人気者だった。すごくいい気分だった。

「そのあとはさ、わかるだろ。女性にこう言わせるんだ。うん決めた、あなたに妊娠させてもらうわって」マイクは言った。「会って、やって、それでさよなら。すごくシンプルなんだ」

最初は特に性的なフェチはなかったが、今のマイクは子どもをつくるための性行為は最高だと思うようになった。精子ドナーとして彼は、より多くの女性、より魅力的な女性と性行為ができるようになった。しかも満足度が高い。目的があるからだ。マイクにとって精子提供はもう手放せない、原始の欲求を満たすものになっているようだ。

だがマイクはスキンシップや愛情表現としての性行為を必要としなくなっている。女性を妊娠させるという目的がなければ、性行為に意味も喜びもないのだ。彼は他の精子ドナーと同じように、一般の女性とまともな付き合いができなくなっている。彼は女性たちと子どもをつくることで、どういうわけか将来的な付き合いにつながるという希望にしがみついているようだった。

マイクは両親と仲が良く、大学を卒業してキャリアをスタートさせたばかりだ。彼は三年間で今までのところ、少なくとも九人の子どもを誕生させた（レシピエントの女性は全員が妊娠の報告をしてくるわけではない）。

「セックスが目的の男がいるとしても、真っ当な取引だよ。だって、女性は妊娠したい。男はセックスがしたい。一度に両方の願いが叶うんだ。やらない手はないだろ」マイクは言った。

ニューヨーク市を拠点に活動している心理学者で性行為セラピストのドクター・モンテ・ミラーは、非正規の精子ドナーの市場に詳しいわけではないがと前置きしたうえで、「たくさんの子どもを誕生させたいという強迫観念をもつ男性は、特に性行為を拒否されたときに、女性を支配しようとする傾向が強い」と言っている。

わたしはスーパードナーの精子で子どもを産むのは嫌だった。自分の子どもに何ダースもの異母きょうだいがいるのも、生物学上の父親に子どもと向き合う時間が充分にないのも気に入らなかった。

それに、彼らの自分の子種を広く遠くまでまこうとする欲求は、ほとんど異常だと思った。彼らには表と裏の顔があり、レシピエントと密会して精子を提供していることは、〝表の〟顔を知っている人たちには秘密にしている。そう考えると、精子提供はスリル満点な究極のファンタジーの世界で、しかも不自然に思えた。スーパードナーの多くは仮名を使っている。自分がしていること、つまり、自分のDNAをばらまいていることを知られるのが怖いからだ。

気づいていないレシピエントもいるだろうが、スーパードナーの精子を使うことにはリスクがある。ハーバード大学の生命倫理学者、I・グレン・コーエン教授は「問題は、同じドナーの精子で生まれた子どもどうしが、うっかり近親相姦をしてしまうかもしれないことです。アイスランドのように小さくて人口の少ない地域では異種性が乏しく、誰と誰が結婚するか、誰と誰が性交渉をもつかは実際的な問題です」と言っている。

わたしはすぐにはぴんと来なかったが、生命倫理学者にとっては、その可能性を考えないわけにいかない。実際、オレゴン州である男性は——精子バンクは彼の精子で生まれる子どもは五人までと約束していたが——ごく狭い地域に自分の精子で生まれた子どもが少なくとも一九人いると知らされて腰を抜かした。

ほかの潜在的な問題は、スーパードナーが子どもをつくればつくるほど、その子どもたちが玄関ドアをノックして会いにきたとき、それぞれの子どもにあてられる時間も、思いやりも、愛情も減っていくことだ。

わたしは興味を持った。ドナーやスーパードナーは、自分たちの子どもについてどう感じているのだろう？　愛しているのだろうか？　あるドナーは自分の子ども全員を愛していると言った——愛情はあまたのかけらになって溢れ、とめることができないと。だが彼は少数派だ。

多くのスーパードナーは、自分の子どもにはそこらの道にいる子どもよりは興味があると言うが——それは愛じゃない。

「ぼくは自分の子どもに対して、この子がぼくの子だ、この子のためならなんでもする、みたいな気持ちはないよ」カイルは言った。彼はフリーランスの精子ドナー業界で、特に有名で、自己アピールがうまいスーパードナーだ。彼は今までのところ六五人の子どもを誕生させていると言うが、フェイスブックのコミュニティで大量生産のドナーとして反感を買ってから、最新の人数については口を固く閉ざしている。

彼は自分の精子で生まれた子どもはみんな好きだと言うが、子どもたちといっしょに過ごしたり、気にかけたり、心を通わせたりはしない。自分が子どもたちの父親だとは思っていないからだ。ほとんどの場合、それはレシピエントが求めていることでもある。

「こう考えないといけないんだ。この子どもたちは、彼らの世話をし、育てている両親の子どもだ。ぼくはただのドナーに過ぎない」彼は言った。

自分の精子で生まれた子どもを愛しているというドナーもいる。ジェイコブという名前で知られている三〇歳のドナーは、精子提供はまるで身を削るような贈り物だと表現した。彼は子どもたちをとても愛していて、どの子どもにも〝ぼくの心のかけら〟が宿っていると考えている。だから、連絡が取れなくなった子どもがいると、自分の一部を失った気がするそうだ。

ジェイコブはレシピエントを細心の注意を払って選んでいる。たまに連絡を取り合うことに同意し、子どもにドナーで生まれた子どもだということを正直に伝えると約束した親にだけ精子を提供する。彼はほかのドナー仲間に、ドナーで生まれた子どもたちのためにコミュニケーションのドアを常に開けておくことの重要性を広めようとしている。

ジェイコブによると約一〇パーセントのレシピエントが音信不通になるが、多くは毎年、写真や動画で成長の様子を知らせてくれる。親切で、気さくで、ジェイコブを微笑ませてくれるレシピエントもいる。数人の母親とは、フェイスブックで友だちになっている。

「たまに、彼女たちがアップロードした子どもの写真や動画を見るよ。子どもたちはそれぞれの人生を歩み始めているとわかっているし、彼らの友だちや家族に警戒心を抱かせるつもりはない。ただ控えめに、遠くから眺めていたいだけなんだ。彼らの人生の邪魔はしたくないからね」

男であるとはどういうことなのか、とまどいを示すドナーもいる。特に#ミー・トゥー運動が始まってからは、〝男らしさ〟という言葉は〝不快な〟という前置きつきで聞くことが多くなった。特に若いドナーは、女性との性行為の仕方を知るために苦労している。インターネット、オンデマンドのポルノ、情報が溢れるSNSが誕生する以前の世界を知らない若者にとって、事態は深刻だ。ネットで知る知識だけでは現実の世界を渡るのは難しい。

精子提供は、性行為の経験の少ない若いドナーにとって、ものすごく男らしい行為だと考えられている。詳しく話を聞きたいと願う若いドナーがいるコミュニティでは、スーパードナーは重宝される。彼らがコミュニティで経験を語ることで、ほかのドナーも前向きな気持ちになることができる。

「学閥などで固まっていた男性中心社会の古い壁は崩壊した」ギデオンという仮名で活動する人気のスーパードナーが言った。「この精子提供の世界の魅力的なところは、一度ほかのドナーと知り合いになったら、彼らも同じ悩みを抱えていると気づくことなんだ。フェイスブックのスーパードナーのコミュニティという、ほかの人たちに知られていない、ある意味秘密のグループに加われば、皮肉なことに、とんでもなく恥ずかしい、メンタルがダウンしそうなこと、傷つきやすい気持ちなどについて語り合うことができるんだ」

ギデオンは自分の考えをわたしに話したら、すべてのドナーは男性の権利を主張する活動家みたいだと思われるのではないかと心配していて、そう思われたら心外だと言った。彼は男性と女性を完全に分けた一定の居場所が残されているべきで、精子提供のグレーな市場は、純朴な男たちが経験を分かち合う場所になっていると信じている。

「風変わりな男たちが友情を育む場だよ」ギデオンは言った。「要は、クールな男のクラブを作りたいんだ。今までのところうまくいっているけど、ぼくから見ていい奴だなと思う人をもっと集めたいんだ」

真剣に取り組んでいる精子ドナーのなかで、わたしに一番胸のうちを明かしてくれたのはギデオンだった。彼に会って、わたしは本当に〝いい奴〟っているんだなと思った。この突飛なサブカルチャーに別な側面があると知ったのは、目から鱗だった。精子ドナーのコミュニティは男性が集まって友情を育み、周りにどう思われるか心配することなく、ゆっくりと男らしさを身につける居場所にもなっているのだ。その友情がほぼオンライン上や電話で完結しているとしても、そのコミュニティに所属していることへの感謝の雰囲気を感じることができた。

ギデオンは精子の数を増やしたり、精子の運動率をあげたりするためのサプリメントや方法についても議論をしているそうだ。趣味やスポーツ、株式市場、ブロードウェイのミュージカルについて話すこともある。

ギデオンは四〇代初めで、たくさんの悩める若いドナーのコーチもしている。若いドナーは女性との接し方を知らず、どこでどう男らしさを発揮すればいいのかわからず困っている。アダルト動画の影響で、若い男性たちは健康な性的関係とはどういうものか、女性が実際に望み、楽しめる性行為とはどういうものかわかっていない。コミュニティはそんな若者が質問し、助言を求め、不適切なことをしたらがつんと小言をもらう場所になっている——少なくともギデンはわたしにそう言った。女性のわたしはそのコミュニティにアクセスできないので、本当に残念だ。

ギデオンは女性に下品なコメントを送るのをやめない、問題のある男たちについての議論も躊躇しない。

「品位を下げたくないんだ」ギデオンは言った。プロフィールに「ＮＩでもかまわない」と書いてある女性全員にコメントを送った新入りに注意をしたこともあったそうだ。

そんな注意をして逆切れされない？　わたしは尋ねた。

「注意すべきときは、ちゃんと注意する。若い仲間のメンターになりたいんだ。男たちと駐車場のジョークを知ってるかい？」彼は一拍おいて言った。「駐車場の良い場所はいい男に取られる。残っている駐車場は障害者用だ。つまり問題のある男たちは、社会的なスキルに欠けているというハンディをもっているんだ。だから彼らは精子提供の世界にやってきたんだと思うよ」

〝注意しても変わらない〟ドナーもいて、ギデオンはそんな彼らがオンライン上の精子ドナーの世界の評判を落とすのではないかと心配している。

「家族が欲しいけど精子バンクの費用を捻出できない。それでも、いい母親になりそうな女性がいる。そういう女性が問題のあるドナーに会って、ああ、そうなの、わかったわと言ってしまうかもしれない」

ＮＩだけで精子を提供したいドナーの多くが言い張る、性行為をした方が人工授精（ＡＩ）よりも妊娠の可能性が高くなるというまったく事実に基づかない説の裏にある、彼なりのもっともな理論まで説明してくれた。ギデオンによれば、妊娠の決め手は出る精液の量にかかっているそうだ。

実際に性行為をすると「自分で無理やり精液を採取するときよりも……興奮して、血の巡りも激しくなって、たくさん出る」ギデオンは言った。

ギデオンは女性に人気のあるドナーだ。身長は一八〇センチ以上。スキンヘッドにしているが、剃らないでいれば金髪だ。青い瞳。大学時代はレスリングとフットボールの選手だった。高学歴で、理系の分野で働いている。妊娠させた実績もたくさんある。性格もユニークで、人気の楽曲で精子提供がテーマの替え歌を作ったりしている。

ギデオンは今、一回の精子提供にだいたい一〇〇ドルから二〇〇ドルを請求することにしている。数えきれないほどの女性から申し込みがあるが、全員が子どもを産み育てるだけの自己資金をもっているわけではないとわかったので、冷やかしの申し込みをふるい落とすためだ。お金はサプリメントを購入するために使ったり、フェイスブックのページを改良したり、排卵日の調べ方がわからないレシピエントにアドバイスをしたりするときの費用の足しにしている。

ギデオンは心から楽しんで人々の手助けをしているようだ。そして常にレシピエントに手を差し伸べ、排卵日を調べ、女性たちの赤ちゃんが欲しいという夢の実現に寄り添っている。

「人々を幸せにするのは、家族をもつ可能性があるということなんだ」彼は言った。費用だけの理由で決めるのではなく――精子バンクとフリーランスの精子ドナーのどちらを選ぶか決める判断力も必要だとつけ加えた。

ドナーでいることは、彼のライフスタイルに少なからず影響を与えている。だが熱狂的なスーパードナーほどたくさんのサプリメントを飲んだり、厳密な食事制限をしたりしているわけではない。

「ドナーをしていなかったら、もっとハンバーガーを食べるよ」ギデオンは言った。「あと、白いパンもね。重量挙げとかをしている人なら、そういうものを食べても大目に見てもらえる。ジムでうんと消費するからね。だが精子提供をしていたら、糖質は控えるようになる。糖質を取るとインシュリンが分泌されて、精子によくないらしい」

精子提供は彼の生活に様々な影響を与えている。その第一が、彼の性生活だ。必要に応じて射精し、定期的に初対面の女性と性行為をしなくてはいけないので、プライベートでデートをする相手を見つけるのは難しい。わたしは彼が精子提供よりも、人とのつながりを切実に求めているのを感じた。ギデオンや彼のような男性たちにとって、精子提供の方が、彼らの欲求を安全に埋めることができるのだろう。精子提供なら危険な賭けをしたり、失恋の悲しみを経験したりしないで済むからだ。

「精子提供を始める前の、ただデートをしていたときのことを思い返すことがあるよ。今は興奮しづらいんだ。アダルト動画を見るのもやめて、想像力だけを使うようにしている。その方がドーパミンがたくさん分泌されるらしいんだ……股間の準備を整えるのは大変なんだ。だって仕事みたいに性行為をしているわけだからね」

ギデオンはNIをするとき、レシピエントにリラックスしてもらおうとしている。

まずは音楽をかける。ロマンチック過ぎず、だが官能的なシガレッツ・アフター・セックスの楽曲などを流す。それから明かりを小さくして、キャンドルに火を灯し、女性に軽い冗談を言い、ゆったりとしたダンスに誘う。女性の自宅か、モーテルの部屋、ふたりが会う約束をした場所で行うが、見せかけでもロマンチックな状況を用意することで、行為が意味のあるものに思えるし、彼の側にしてもスムーズにことを進めることができるのだ。

引っ張りだこのギデオンは毎日毎日、立て続けに精子提供をしているので、定期的に（いろんな意味で）すっからかんな気分になるという。

「女性に会ったり性行為をしたり、エロティックなことは好きだけど……もう四〇代だし、単にやりたいってわけじゃないんだ。精子提供のために自慰をしたり射精したりするのがむなしくなって」彼はそう言ってつけ加えた。「生命力を消耗している気分になるんだ。冗談めかして言うことがあるけど、性労働者みたいじゃないか」

ギデオンはこうも言った。レシピエントが彼の空想に付き合うように、彼もレシピエントの空想を満たしている。そしてよく誤解されているのは、男性だけが妊娠目的の性行為をしたがるということだ。

女性側の方が、赤ちゃんが欲しいというよりも性的な出会いを求めてくることもある。

「そういう女性は、単にスリルを感じたり、ハンサムな男性が自分の体を求めている、自分を妊娠させようとしているという空想をしたりするのが好きなんだ」

4章 ロイヤー

こんなこと考えもしなかった。片手でズボンをおろし、もう片方の手で精液の入った月経カップをそっと持つ。新鮮な精液はほんのり暖かく、変な感じがした。深呼吸をして、首の後ろと肩を壁に押しつけ、足をゆっくりと前に出して、体を沈めていく。骨盤を突き出し、できるだけ水平にする。

一瞬足が滑って、背中から床に落ちそうになった。アドレナリンが一気に血管を巡り、脳が悲鳴をあげたが――〝精子をこぼさないで！〟――どうにか踏ん張った。月経カップの口を指でつまんで閉じ、膣に入れて、奥におさめた。

やった！　公共のトイレで人工授精した。こんなこと本当にあるんだ。

わたしは背筋を伸ばし、ものすごい勢いで手を洗った。自分の体の奥で精子が一斉に泳ぎ出したところを想像するとぞくぞくした。精子たちが目指す先には、ぷっくりした健康な卵子が待っている。〝きっと妊娠するわ〟

もちろん、きっとそうなる。わたしの新しいドナー、弁護士《ロイヤー》とならまだフェイスブックのコミュニティに参加し始めたばかりで〈ジャスト・ア・ベビー〉に飽きたころ、コミュニティ内のわたしの投稿や活動を見た、地元の男性から連絡がきた。

彼は弁護士で、精子提供に弁護士らしい取り組み方をしていた。すでに契約書の案と、わたしが子どもにしてあげられることに関して、たくさんの質問を用意していた。彼はわたしの母性と熱意、経済的に安定していることに満足した。ロイヤーはわたしの家族と、彼らがどれだけ協力的かについても質問した。わたしの体と心が健康か、煙草を吸うか、ドラッグをやるかも尋ねた。赤ちゃんが生まれたら、わたしの生活環境はどう変わるか考えたことがあるか知りたがった。もちろんわたしの性格、興味、そして価値観についても知りたがった。ロイヤーはずっと〈ノウン・ドナー・レジストリ〉を通じて精子を提供してきたが、コロナのパンデミックが始まってからは、活発なやり取りの場となったフェイスブックに移ってきたそうだ。

彼は少々オタク気質だが、良い意味でだった。人生を通してずっと、どこの学校に進学するか、どんな仕事に就くかなど、理性的に判断をくだしてきた。彼は綿密な性格で、わたしの排卵日、わたしが最終的に何人の子どもが欲しいか、親になることをどう考えているか、詳しく知りたがった。彼はわたしと同じくらいたくさんの質問を用意していた。わたしからの質問にも、彼は辛抱強く、最初は電話で、そのあとは数日かけてフェイスブックのメッセンジャーで答えてくれた。

ノー、彼は何ダースもの子どもは望んでいない。イエス、遺伝しやすい病気があれば連絡を取り合おうと言ってくれた。わたしたちは政治への考え方も同じで、彼は世界や国内の広範囲にわたる重大な事柄について語ることができた。イエス、AIでの精子提供に同意してくれ、性行為を求めないと約束してくれた。婚約者がいるが、彼がフリーランスの精子ドナーをしていることを知っていて、それに対して反対はしていないとのこと。続けざまに子どもをたくさん誕生させようとしているわけではなく、精子提供で誕生させる子どもは一〇人まで。わたしで終わりにしようと考えているということ。彼が精子提供をする理由はまともだった。精子バンクの精子がとても高額だと知ったからだが、他にも理由があった。

ロイヤーは薄い、オリーブ色の肌で、ウェーブのかかった茶色い髪、茶色の瞳をしていた。そして唇は、にっこり笑うと口角があがって、魅力的で茶目っ気たっぷりのチェシャ猫みたいだった。

彼はひとりっ子だ。母親が三九歳のときに生まれた。両親は彼に少なくとも弟か妹を産んであげたいと願っていたが、何度か流産を経験したすえにあきらめた。母親は最後の流産で精神的に不安定になった。彼が小学校一年生のときだ。

その経験が頭から離れず、精子提供を始めることにした。やがて彼は、自分は子どもを欲しがっている家族の生活に変化をもたらすことができる、と気づいた。彼は嬉しかった。人々を助けたかった。それに、彼は子どもを誕生させるという生物学上の責務も感じたそうだ。

「ものすごくたくさんの子どもの父親になるなんて、普通の人間なら想像しかできない。だが精子を提供すれば、実際に、しかも普通以上の人数の子どもをもつことができる」

「妊娠検査薬で陽性をたくさん叩き出すようなものだ。自分の精子提供で生まれた子どもの写真を見たり、成長過程での良いニュースを聞いたりすると嬉しいよ」

この時点で彼は八人の子どもを誕生させていて、そのうちのひとりは以前協力した家庭の子どものきょうだいとして生まれている。写真を見せてもらうと、どの赤ちゃんもとても可愛らしく、しかも彼は母親たちのためにフェイスブックのグループも作り、希望すれば互いに会えるようにしていた。わたしはそこがとても気に入った。わたしは自分の子どもに異母きょうだいがいることを伝え、仲良くしてほしかった。わたし自身も、同じ選択をした母親たちと話がしたかった。

わたしとロイヤーの初めての顔合わせはパンデミックのさなかで、少し変わっていた。わたしが彼の洒落たアパートメントの正面ドアの前で緊張して行ったり来たりしていると、彼は本格的な医療マスクをして現れた。マスク姿のロイヤーは、写真とは別人みたいだった。声はくぐもって、ダース・ベイダーみたいだ。わたしの方は、ハンドメイド作品を販売しているサイト、エッツィーで購入した花とペイズリー柄の布マスクで、明らかに機能よりもファッション優先で作られたものだった。二〇二〇年九月、冬が来ればまたコロナが流行し、人の命を突然奪い、悲しみだけが残されるのを警戒しているころだったから、彼の用心深さを責めることはできない。

わたしたちはエレベーターに乗るとマスク越しにぎこちなく天気やコロナの話を交わし、二階で降りた。そこは住人専用のオフィススペースで、仕事をしたり人と面会したりできるようになっていた。気味が悪いほど静かだった。清掃の女性が今まで誰も座ったことがないようなきれいな椅子を念入りに除菌シートで拭いていた。わたしたちは仕切られたブースに向かい合って座り、仮契約書を取り出した。これから体液を取り交わすというのに、まだ互いの顔さえまともに見ていなかった。

すでに様々な項目について一つひとつ、状況に応じて必要なものや加えるべきものについて確認していた。彼は精子提供の経験者なので、初心者のわたしに何でもきいてくれと言った。わたしはアンダーグラウンドの精子提供について彼の考えを尋ねた。

「コミュニティのほかのドナーについて、どう思いますか？　わたしの認識では、ほかの女性たちにも話を聞きましたが、たくさんの不届き者がいるようですね」わたしは言った。

「ぼくの印象では、知り合いのドナーはみんな、多少なりとも利己的な動機があると思う。提供にお金を取るドナーもいる。私利私欲も動機のひとつになっているわけだ」彼は言った。「ほとんどのドナーは経済的に困っているわけではないから、二〇〇ドルとか三〇〇ドルとか、金額がどうであれ、要求する必要はないと思うけどね」

「もちろん多くの人は無料で提供してくれるし、本当は性行為の方がいいと思っているけど、ＡＩでの提供に同意してくれる人もいますよね。その動機はなんでしょう?」わたしは尋ねた。

「ドナーはこの世に自分の子どもをたくさん誕生させたいんだ。ぼくも一部、その気持ちがわかる」彼は言った。「セックス云々はおいておいて……もし帰宅途中に車にひかれたとしても、少なくとも自分の遺伝子をこの世に残したと思って死んでいける」

だがロイヤーは自分をほかのドナーと一括《ひとくく》りにしてほしくないと考えている。特に、フェイスブックのコミュニティを支配し、メディアで取り上げられるためにいつもマスコミに接触しようとするスーパードナーとは違うと考えている。

また、ロイヤーは精子バンクに大きな不信をいだいていて、女性たちが精子バンクを使わないで済むよう手助けをすることを、自分の倫理とカルマの勝利と考えている。

「精子バンクは効果的じゃないし、なにしろ費用が高い。ドナーの素性を実際に調査しているわけでもない」彼は言った。「精子バンクを非難する理由はいくらでも挙げられるよ。ドナーを必要としている女性は精子バンクで探すべきだとは、ぼくは思わない」

わたしは彼の率直さに感謝した。これこそ、わたしがドナーとしたかった堅苦しくなく、包み隠すもののない会話だった。唯一の問題は、彼が子どもが一八歳になるまで会いたくないとしているところだ。

それ以外は、ロイヤーは完璧だった。

彼の考えは理解できた。彼はたくさんの子どもを誕生させたので、父親として全員に向き合うのは難しい。父親の役割を拒んで子どもたちを傷つけたくないのだ。子どもを拒絶する立場になったり、父親の役割を全うすることができずに子どもをがっかりさせたくないと考えている。子どもの学校行事に参加したり、直接何かの手ほどきをしたりできない。ほかのレシピエントについては彼は固く口を閉ざしているが、彼が精子を提供したほとんどの女性は選択的シングルマザーなので、その不安は強烈だ。カップルに精子提供をするよりリスクが大きい。一八歳になる前よりも、一八歳になってからの方が、子どもはドナーに対面するという一大事に多少のゆとりを持って対応できると信じている。彼は自分のしたこと——優しい親切心や小さな贈り物——によって、あとになって子どもに父性を求められたり、レシピエントに養育費を求められたりするのではないかと恐れている。

わたしたちは話し合って互いの希望に折り合いをつけた。わたしの子どもが一八歳になる前に生物学上の父親である彼に尋ねたいことができたら、彼に手紙を出して返事をもらえる。そして一八歳を迎えて心の準備ができたら実際に会うことができる。

条件がまとまって契約書に署名をしたら、授精の時間だ。彼の遺伝子検査の結果を待っているところだったが、わたしたちは危険を承知でやってみることにした。あとになって、わたしが一番心配していた脊髄性筋萎縮症の原因となる遺伝子の欠失はないことがわかった。

わたしが初めての授精に挑戦したのは、彼のアパートメントの住人専用のオフィススペースだった。

ロイヤーが男性トイレに入っているあいだ、わたしはマスクをして、近くのソファに座って待った。およそ二〇分後、彼から用意ができたとスマホにメッセージが来た。わたしは男性トイレのドアの隙間から精液を受け取り、女性トイレに滑り込んだ。ドアに鍵をかけると精液がたっぷり入った月経カップを見下ろした。こんなのいかれてる。こんなの完全にいかれている。

でも、やるっきゃない。

「男性はいらないの。しっかりした支援体制が必要なだけ」グロリア（仮名）は言った。〈ノウン・ドナー・レジストリ〉で精子ドナーを見つけた、向上心溢れる三七歳の選択的シングルマザーだ。信心深い家庭に育ったので、ひとり親になるのは――彼女がそうしたいのか、そうしたくないのかにかかわらず——大きな反逆行為だった。

彼女は二〇代初めに出会った男性と長い期間付き合っていたが、ひどい破局を迎えた。そのトラウマから抜け出すのに二年かかった。

「ある日目が覚めて、よし、ひとりで赤ちゃんを産もうって、突然思いついたわけじゃないの」グロリアはわたしに言った。「そう決心するまで五年がかかった。それだけの時間が必要だったし、よく考えて決めたことよ。苦しくて、感情を揺さぶられる道のりだった」

わたしは各段階でグロリアと同じ思いを経験していた。この時点でロイヤーと十数回の授精に挑戦していたが、その道のりは長く穴ぼこだらけで、信号を見間違えたり、途中でひどく心を乱されたりすることばかりだった。グロリアも同じだ。彼女は妊活の道のりを、わたしより先に歩いていた。

「わたしの妊活のほとんどは、自分自身をまた好きになることに費やしたの」彼女は言った。「夫やパートナーと関係を築くよりも、わたしは境界線を引いて自分自身を守り、自分だけでなく息子の家族、そして生まれてくるかもしれないもうひとりの子どものための居場所をつくろうとしたの」グロリアは二〇年にわたって失望ばかりの人間関係に耐え、その結果、家族をもつには男性とカップルにならなくてはいけないという伝統的な家族像を手放そうとしていた。

ひとり親への道を歩き始めたとき、自分の子どもに父親がいないということを慎重に考えた。

軽く見過ごすことができるものではなかった。

「伝統的な家族の形を整えなくても、身近に子どもの手本になる男性と女性の役割モデルがいれば、とても健全な環境を子どもに与えられると思うの。先のことなんか誰にわかる？　いずれパートナーを見つけることができたらと願っているけれど、そのころには、わたしは子どもを産めなくなっているかもしれない」

わたしと同じように、グロリアも生物学上の父親が家にいないことが子どもに与える影響を心配していた。そして彼女は自分の父親のことを考えた。父は良い人だったが、あまり家にいなかった。

「父は週に六〇時間働いていて、どこの父親もそんな感じだと思うの。だからこそ父親の役割がとても大切なんだろうけど、それがすべてではないし」

グロリアはドナーを慎重に選んでいて、〝とても意図的な〟質問票を用意していた。彼女は情緒が安定しているドナーを望んでいて、なおかつ精子提供に充分な経験があり、安心感を与えてくれる人を見つけようとしていた。数人のドナーに面会したが、自分が安心できる相手の〝充分な経験〟と〝やりすぎ〟のバランスの見極めが難しかった。

「最終的に決めたこのドナーは、電話で話をしただけなのに、気持ちがすっと落ち着いたの……彼は心理学者によるドナーのスクリーニング検査もパスしていて、そこも気に入ったわ……精神的になんの問題もない、彼の遺伝子も気に入った。お酒も飲まないし、煙草も吸わない。健康に気を遣っている。精子バンクにも提供しているのもいい。充分な経験があって、同じことを個人でも始めようとしているわけ」

もう一度言うが、わたしと同じように、グロリアは子どもが一八歳になる前からドナーに会えることが大切だと考えていた。子どもは思春期を迎えると、もっと自己のアイデンティティを確立しようとする。人生のその時期、自分がどこから来たのかはとても重要になる。

「わたしは子どもに、一八歳になるよりも前に生物学上の父親に連絡を取り、質問したり答えをもらったりできる選択権を残してやりたいの」彼女は言った。「これからどうなるかなんて、誰にもわからない。わたしはパートナーを見つけて結婚し、ドナーで生まれた子どもは生物学上の父親に会おうと思わないかもしれない……でも、わたしには子どもの代わりにその判断をする権利はないわ」

結局、グロリアは母子家庭のひとり親となる見通しで、自分でドナーを見つけだした。子どもに父親がいないことを嘆くことも、ドナー選びに妥協することもなく、ひとりの人間としてパワーアップしている。

「わたしにはアメリカに住む女性として、こういう選択肢がある。この選択をする自由がある。自分が愛しても、尊敬もしていないパートナーに、一生縛りつけられる必要もない」

グロリアとわたしには選択的シングルマザーを目指すという夢以上に、共通点があった。彼女はユタ州出身で、モルモン教徒の家で育った。特に信心深い家で育ったので、両親には妊娠計画を秘密にしていた。妊娠して、お腹がふっくらしてきても、彼女は両親にどう伝えるかわからないでいた。実際に赤ちゃんが生まれたら、歓迎ムードに変わってくれるのを願っている。

わたしもずっと、妊活を敬虔なカトリック教徒の母に隠していた。普段の母は、わたしにとって、なんでも打ち明けられる親友で、いつもわたしを応援してくれる存在だ。母には子どもの成長をいっしょに見守ってほしいし、提供精子で妊娠・出産する娘への失望よりも、初孫の誕生の喜びの方が大きいことを願っている。母がわたしの子育てにまったく参加しないなんて想像できない。道でたまにすれ違うベビーカーの赤ちゃんさえ、母が微笑みかけると嬉しそうに笑うのに。泣いている赤ちゃんも母が抱き上げたらすぐに泣きやむ。母は愛で輝いている。子育てに母の手助けは不可欠だ。

妊娠できず、生理がくると、排卵が無駄になったと思って胸がつぶれそうにつらかった。だが親しい友人にも言えなかった。母の胸で泣くこともできなかった。今までで一番、わたしは孤独だった。

状況を複雑にしているのは、選択的シングルマザーを目指そうとしたころ、父と喧嘩をしたことだ。わたしと父はここ数年ろくに口をきいておらず、難しい関係のままだった。父がわたしと口をきかなくなったのは、わたしが一八歳でボーイフレンドと〝罪深い〟同棲をすると決めたときだ。たかが同棲にあれほど反対したのだから、ひとりで子どもを産み育てると知ったら、父はどれだけ反対するだろう。父の失望メーターがどれだけ跳ね上がるか、わたしには想像もできなかった。

だがこの状況も、わたしの長い人生を考えれば、ごく一部にしか過ぎない。いつか、両親が考える〝後ろめたい暗がり〟から一歩踏み出す日が来るだろう。わたしはいずれ死ぬ。自分のために人生を生きる必要があるし、赤ちゃんが欲しいという夢が叶えばハッピーになれる。

そもそも、わたしはいつも、父はわたしの存在を恥じていると感じていた。わたしがカトリック教徒でないこと、結婚前に同棲をして純潔を守らなかったこと（しかもまだ結婚していないこと）、そして、アメリカ国民の敵だと彼が考えている主流メディアで記者をしていることに失望していた。父とわたしは信念も価値観も正反対だった。

父がわたしを恥じようが、わたしに失望しようが、もうどうでもいい。結婚をせずに子どもをもつことは、わたしにできる最大限の不道徳、反抗だ。父がどう思おうが、わたしが母になろうとする理由とはなんの関係もない。だが、それがこの経験の興味深いところだった。わたしは自分の子どもに祖父との絆を築いてほしいと思うのと同じくらい、わたしと子どもの存在を恥じるだろう人と絆を築くのは許したくないとも思っていた。特にその子どもの出自を恥ずかしく思うならば。父は精子ドナーから生まれた孫を受け入れることはないだろうと。しかも、わたしがその精子を自ら公共のトイレで授精させたと知ったら。

父が赤ん坊の出自など気にせず、孫として受け入れ、愛してくれるといいのに。わたしは自分の心配が間違っているといいのにと願った。だがわたしはもう、父の顔色をうかがいながら自分の人生を築くことはしない――できない――と決めていた。

5章 ドクター・高慢ちきへの伝言

一八八四年、フィラデルフィアの医者ウィリアム・パンコーストは、不妊に悩んでいた夫婦の妻を、見せものまがいに妊娠させ、不妊治療の歴史を一変させた。

医者は夫婦——三一歳の妻と、淋病で子どもをつくれない四一歳で商人の夫——に告げることなく、医学生たちに自分たちのなかで一番魅力的な学生は誰か、投票させた。[1] それからパンコーストは女性が治療に来る日に合わせて、選ばれた学生の精液を採取させた。少数の学生が見守るなか、パンコーストは女性をクロロフォルムで眠らせ、ゴム製の注射器で精液を注入し、子宮口をガーゼで塞いだ。[2]

女性は妊娠し、のちに健康な男の赤ん坊を産んだ。その時点でパンコーストは夫にだけ、ごまかしを打ち明けた。夫は妊娠のからくりと子どもの父親のことについて、妻に伝えない方がいいと同意した。

このごまかしが、提供精子を使った人工授精のアメリカ初の成功例となり、そしてドナーの精子による妊娠の様々な秘密、嘘、そしてタブーの始まりとなった。

ドクター・パンコーストのごまかしは、一九〇九年、かつての人工授精を目撃した医学生が、すべてのいきさつを暴露する手紙を『メディカル・ワールド』誌に発表するまで、秘密にされていた。手紙が雑誌で発表される前に、その医学生ドクター・アディソン・ハードは、自分の精子で生まれ、もう大人になった子どもに、真実を打ち明けている[3]。

結局、パンコーストは現代西洋医学が幕開けた一九世紀の多くの野蛮な医師たちのひとりに過ぎない。医学の歴史と研究は長い間、患者のニーズ、特に女性、人種や民族の少数派、そしてLGBTQ+のコミュニティのニーズを後回しにしてきた。不妊治療には長い開発の歴史がある。

パンコーストの成功から数十年経っても、現代の医学は今なお不妊症の問題に取り組んでいる。それなのに、わたしはなぜ不妊治療は簡単だと思い込んでいたのだろう。

ほんのちょっとの精子があれば、生理がとまって、お腹がふくらみ、赤ちゃんができると思っていた。だが、完璧なタイミングで子種を迎え入れているというのに、何ヵ月経っても、わたしの子宮は肥沃な畑とは程遠かった。

驚くべきことじゃない。コンキスタドールと会うずっと前から、わたしは不妊治療の専門医のところへ行き、ホルモンの分泌を調べるホルモン検査と、卵巣内に卵子がどれくらい残っているかを調べる検査を受けていた。結果は厳しかった。妊娠するのは難しそうだ。それでも、わたしは医者の言うことを信じなかった。医者はわたしに、すぐに高額な治療を受けさせたがった。だが、わたしはそのクリニックで自分が知っているドナーの精子で子宮腔内人工授精（IUI）をすることを希望していた。家のトイレよりも病院で人工授精した方がまともだし、わたしは適用範囲が広い医療保険に入っていたので費用がかかってもかまわなかった。だが主治医はしぶった。

「それはできません」彼は言った。「精子バンクの精子を使わないと」

「なぜです？　わたしのドナーは性感染症検査、遺伝子検査、それに精子検査も受けています」

「わたしはこの分野で三四年の経験がある。わたしは自分がやっていることをよくわかっている」

「ええ、でも、それは先生だけの方針では……？」

「いや、法で決まっている。保健福祉省の食品医薬品局（FDA）がそうするよう指示をしているんだ」

「でも、精子バンクを使わずにクリニックで授精した人を知ってます。わたしは無茶を言っているわけではありません」

「そうか、そういう人もいるかもしれない。だが、そういう場合、ＦＤＡが決めた非常に厳密な手順を踏まないといけない」

医者によると、非匿名のドナーを使う場合、そのドナーのすべての疾病を調べる必要がある。精子の提供期間は一週間に限られ、しかも採取と採取の間に最低二日間あけないといけないため、実質、二、三回分しか採取できない。もっと精子が必要なら、次の一週間に向けて疾病の検査からやりなおしで、わたしはまた費用を一から負担する必要がある。さらに、検査のため精子を六ヵ月間凍結し、その間に、ドナーと精子は再びすべての疾病の検査を受ける。それでドナーに何の疾病もないことがわかると、わたしはその時点で生きている精子で、ようやく子宮腔内人工授精（ＩＵＩ）をすることができる。すべての費用を計算してみると、およそ六〇〇〇ドルの余計な出費になることがわかった。

わたしがどこから連れてこようが、ドナーは心理適性検査も受けなくてはならない。この費用もわたし持ちだ。これは結婚しているカップルには課されることのない命令で、ひどい偏見だ。でも誰もわたしの意見など聞いちゃくれない。

「そんなのおかしいわ」わたしは医者に言った。「六ヵ月の凍結なんて、実施しないクリニックがあるはず。わたしは大人だし、自分の体のことです。理論上、わたしは妊娠したかったら誰と寝てもいいはず。基本的な検査を済ませれば、わたしは自分が安全だと判断した人の精子を使えるべきですよ」

「ほかの方法を認めるクリニックなんてない」医者はきっぱりと言った。

あとになって、この医者が嘘をついていたこと、もしくは少なくとも単純に勘違いしていたことがわかった。実際、六ヵ月の精子凍結は実施しないでかまわないと言っていたクリニックもあったし、FDAが〝性的に親密なパートナー〟と定義しているドナーのものならば、新鮮な精液で子宮腔内人工授精（IUI）や体外受精（IVF）を行うクリニックさえあった。問題はFDAの定義が不明瞭なことで、多くのクリニックは、人工授精をするときでさえ――患者の体内に入れる精子の出どころは、シンプルに性的に親密なパートナーと分類していた。その論理で考えると、クリニックの患者は自分が見つけてきたドナーの精子でIUIもIVFもできるべきで――FDAの定めの言いなりにならずに済むはずだ。だが当時のわたしは、まだこの業界にそれほど詳しくなかった。

もやもやしながらも、結局のところ家で授精するしかないと思い至った。ご存じのとおり、わたしとコンキスタドールはすぐに自然授精の道を追求し始めたわけだが、不必要な何千ドルもの費用と何ヵ月もの時間の浪費をすることなくクリニックで授精する選択肢があるとわかっていたら、どれほど気が楽になっていたことだろう。医者にわたしの生殖器は壊れた自動販売機のようなもので、常に補充をしたり、時おり強く揺さぶったりしてやる必要があると言われていたのだから、なおさらだ。

とはいえ、わたしは快適なクリニックの代わりに、ロイヤーと手ずからの授精に励んでいた。わたしには清潔なクリニックも、婦人科の足乗せ台もない。

これだけは言っておかないといけない。ロイヤーはとんでもなく頼りになった。時計のように正確だった。祝日だろうが、彼の人生で何が起きていようが、わたしの排卵日ごとに三日連続で、新鮮な精液を三カップ用意してくれる。新居の住宅ローンを組む日でも？　彼は駆けつけてくれる。引っ越しをする週末でも？　問題ない。クリスマスでも？　もちろん。

大勢の女性からドナーが変態だった、性行為を強要してきたという怖い話をたくさん聞いていたので、わたしは自分の幸運が信じられなかった。ロイヤーは本当に親切で誠実な男性で、心からの善意で、しかも無料でわたしの手助けをしてくれた。彼は人助けの満足感と、自分のDNAが引き継がれていくこと、そして子どもたちがそれぞれ安心できる手に委ねられていること以外、文字通り何も受け取らない。

だがロイヤーと数ヵ月授精を試みても結果が出ず、生理の周期を改めて丹念に調べてみると、何かが明らかにおかしかった。通常二八日間の生理周期は、排卵を挟んでふたつの期間にわかれている——卵胞期（低温期）と黄体期（高温期）だ。黄体期は排卵後一〇日から一六日間ほどだが、わたしの場合は六日から九日間と極端に短かった。そうだとすると、育つ可能性のある受精卵でも、子宮に着床する前に生理が始まり、赤ちゃんの誕生の機会も流れてしまう。

わたしはドクター・高慢ちきのクリニックに舞い戻り、生理が来るのを遅らせて黄体期の期間をのばす薬を処方してくれるよう頼んだ。

「原因ははっきりしています」わたしは説明した。「わたしは生理の周期をずっと記録していて、授精のタイミングは完璧なんです。生理が来るのが早過ぎるだけ。色々調べてみたんですけど、排卵後に黄体ホルモン剤のプロゲステロンを飲めば、生理を遅らせて、受精卵が着床する時間を稼ぐことができますよね」

医者はわたしと目を合わせることもなく却下した。

「いや、あなたが自宅で怪しげな授精をしているうちは、薬の処方なんかできませんよ」

「なぜです？　さっぱりわからないわ。授精を手伝ってくれと言っているわけじゃない。薬で改善するなら挑戦してみたいと言っているだけです。先生だってわたしが既婚者だったら処方してくれるはずですよね」

「わたしには三四年の経験がある。答えはノーです」

絶望した。ドクター・高慢ちきの言葉はわたしの頭を叩き潰した。

最後の手段として、わたしはちょっとした策を講じた。二日後、わたしはクリニックに行き、看護師に話があると言った。

「いいニュースよ！　ドナーと付き合うことにしたんです。わたしたち、家族になるの！」

「まぁ、素敵！」看護師は歓声をあげた。

「そういうわけで、プロゲステロンを処方していただけます？」

あっさり解決だ。こんな単純で小さな嘘で、お役所が決めた高額な治療手順を踏まなくて済むようになったなんて、今でも信じられない。ドクター・高慢ちきは、プロゲステロンの処方だけでなく、機嫌よく月経周期の観察まで始めてくれた。つまりわたしをほぼ毎日クリニックに招き、排卵に向けて卵胞（卵子の入った袋）の成長を促す薬レトロゾールを飲ませ、多くの卵子を成熟させるための注射を打った。また、卵子が充分に成熟すると、完璧なタイミングで排卵を誘発する〈トリガー〉薬を投与した。排卵を確認すると、プロゲステロンを処方して生理の開始を遅らせ、着床に必要な時間を稼いだ。

そして、わたしと〝ボーイフレンド〟のロイヤーは、医者に指示されたタイミングで月経カップに入った精子で授精を試みた。ドクター・高慢ちきはふたりがカップルで、自分が指示したタイミングで性行為をしていると信じていた。もちろん、ロイヤーにはわたしの嘘に合わせるよう頼み、同意を得ていた。わたしがあとになって彼に養育費を求めようとしたら、ふたりはカップルだと表明した今回の件が根拠になるが、わたしにそんなつもりはなかった。

ドクター・高慢ちきは最後まで、自分には三四年の経験があるという一点張りだった。生まれてくる子どもと何らかの関係を築くと表明しているドナーの精子での授精に協力してくれない理由について、わたしが納得できる、はっきりとした答えをくれなかった。わたしは自分が調べたことや、ドナーについて知る機会を得た子どもたちの良好な心理テストの結果を伝えたが、彼は譲歩したり、自分の理由を詳しく説明したりしようとはしなかった。彼は単にその場を支配するのを楽しんでいるみたいだった。


不妊治療はとても単調なものだが、生活のすべてが妊活中心になる。基礎体温を記録し、月経周期と排卵日の表を作り、一二種類のサプリメントを飲む。煙草をやめてもうずいぶん経つし、お酒もほとんど飲まなくなり、針治療に行くようになった。プラスチック容器に入った冷凍食品も食べなくなった。プラスチック内の毒素が食べ物に滲み出て、わたしの受精能力に悪影響を与えるのが心配だからだ。

わたしは四六時中、妊活について考えている自分に疲れていた。頭のなかは赤ちゃんを産むこと、今は生理周期のどの辺りにいるか、おりもの（子宮頸管粘液）の状態はどうか、などでいっぱいだった。

おりものを観察することでも、自分が生理周期のどこにいるか見極めることができる。ひと月のほとんど、膣壁は膣分泌液を分泌している。生理周期の初めのころ、この粘液は水分が少なく粘ついているが、七日から九日目になるとクリーム状になっていく。そして一〇日から一二日目になると水分量が増え、透明度も増してくる。そして一三日目と一四日目に、細く糸を引くような、卵の白身のようになると――排卵期が近い証拠だ。卵の白身のようなこの分泌液は、精子を膣内の過酷な環境から守り、子宮までの通過を助ける。

わたしは毎朝七時に起きると、四、五マイルの散歩に出かける前に、妊娠に必要な成分を含む一二種類のサプリメントを飲む。レベッカ・フェットの『*It Starts with the Egg*（すべては卵子から）』という、卵子の質を上げるために女性のライフスタイルを変える本に出ていたサプリメントだ。すべてのサプリメントを揃えるとひと月で四〇〇ドル以上かかった。

・葉酸を含む妊活用ビタミン剤――胎児の神経管閉鎖障害を予防する葉酸を効率よく接種できる
・コエンザイムQ10（ユビキノール）――卵子の質を向上させるサプリメント
・ビタミンD――不足すると妊娠率が下がったり妊娠合併症を発症したりすることがある

・アルファリポ酸――生理周期を整えたり、卵子の成熟や胎児の発育を促したりすると考えられている
・ビタミンE――細胞の修復を助け、抗酸化力に優れる、若返りのビタミン
・ビタミンC――ホルモンの生成と分泌を促し、受精卵の着床を助ける
・N-アセチルシステイン――卵子を育てるために飲んでいる薬への卵巣の反応を向上させる
・オメガ3――受精を助けると信じられている
・マグネシウム――卵巣を刺激する卵胞刺激ホルモンの調整を行う
・グルタチオンとシステイン――代謝のバランスを維持することで卵子の質を保つ
・PQQ（ピロロキノリンキノン）――ミトコンドリアの成長を促す
・NAD+（ニコチンアミドアデニンジヌクレオチド）とレスベラトロール――このふたつは高レベルのコエンザイムで、相互に関係して卵子の質を向上させる

空きっ腹でサプリメントを飲まないよう、注意が必要だ。きちんと食事をしていないと、すべてのサプリメントを吸収できず、朝の散歩の途中で吐いたことがあった。

毎日複数のサプリメントを飲むのに加え、一日に何度か排卵日予測検査薬のスティックに尿

をかけ、黄体形成ホルモンの状態を調べた。これは妊娠検査薬と同じように、スティックの小さな窓に二本のピンク色の線が現れる。その二本の線がくっきりと濃く出ると、もうすぐ排卵が起こるという印で、言い換えると、卵子が卵巣から出てきて、卵管へ排出されるということだ。ひとたび排卵が起これば、精子が卵子にたどり着いて受精するまでの持ち時間は二四時間。そのため、ほとんどのレシピエントはできるだけ排卵日の数日前から授精を試みるよう推奨されていた。新鮮な精子は女性の体のなかで五日間生きられるが、卵子は一日しか生きられない。卵子が子宮に排出されたら、もう遅いのだ。

わたしは時間があればフェイスブックの妊活グループをスクロールして、わたしに似たプロフィールの女性（三九歳、卵巣にある卵子の数が少ない、選択的シングルマザーを目指している）を探して過ごした。赤ちゃんができたという幸せなエピソードは心に刻み、来る日も来る日も繰り返し嘆き悲しむ投稿には目をつぶった。医者に妊娠は難しいと言われていたが、わたしは自分を、ほかの泣き暮らしている女性たちとは違うと信じていた。今のわたしはクリニックで受診し、薬も服用しながら家での人工授精に取り組んでいるのだから。妊娠したら、三五歳以上なので、医学用語では高齢出産だ。その言葉には身震いするが、事実だから言い返せない。

不妊の女性の割合は二〇代前半で七パーセント、三〇代前半で一五パーセント。三五歳以降になると二〇パーセント以上にあがり、四〇歳だと三〇パーセント近くになる。[4]

わたしは月に何度もクリニックに通い、一度の生理周期にいくつの卵胞がつくられ、それらがどれだけ成長しているかを観察し、いつ排卵を促す〈トリガー〉薬を注射すればいいかのアドバイスを受けた。だがそのアドバイスをもってしても、わたしの子宮内の空洞に気づかないふりをするのは難しくなってきた。三五歳を過ぎた女性で、六ヵ月妊活をしても妊娠しない場合、不妊症だと考えられる。わたしは薬の服用を始めてから、もう八ヵ月経っていた。

あらゆる過程で疲れ果て、他のことはひとつも考えられなくなる。わたしはそのうち、いっしょにいてつまらない人になっていった。会うたびに陰鬱な妊活の道のりについて語り、毎月の〈トリガー〉薬の注射のタイミングを決めるのがいかにつらいか、ドクター・高慢ちきとの会話にいかに苛立つか、もしくはただただ赤ちゃんが欲しいと切々と訴えた。友だちがどんどんうんざりしていくのがわかった。それでも妊娠すること以外の話題を見つけることができなかった。

女性なのだから、妊娠なんかできて当たり前だ。わたしはこれまで一五年、妊娠しないように経口避妊薬を服用してきた。妊娠は絶対に避けたいことだった。それがいま、避妊をやめ、薬やサプリメントを投入し、子宮で月いちのカクテルパーティーを催しているというのに、なんの成果もあらわれていなかった。

自分の体に、この妊活は必ず成功すると密かにもっていた自信が揺らぎ始めた。憐れな、自分はもう飛べないと気づいた、くしゃくしゃになった折り鶴のように、わたしは少しずつ潰れていった。もうおしまいだ。自分の現実を拒絶し、世界がわたしに課したものを嘆いた。妊娠できなかった。きっと不妊症だ。周りは重苦しい灰色の憂鬱に包まれて、ベッドから出るのも難しくなった。この状況で一番苦しかったのは、この気持ちを打ち明ける相手がいなかったことだ。悲しみに寄り添ってくれるパートナーもなく、抱き締めてくれる人もいない。涙にくれるわたしにキスをし、慰めの言葉をささやいてくれる人がいなかった。

そこらじゅうで多くの女性が不妊と闘っている。だがその悩みを共有できる人がいないと、とんでもない孤独感に苦しむことになる。職場の同僚にここまで打ち明けてだいじょうぶかと心配しながら相談したり、昔からの友だちに心が張り裂けそうな思いを電話で聞いてもらったりするだけでは足りない。

わたしは夜になるとベッドに仰向けに横になり、お腹に両手を置いた。瞑想し、ゆっくりと繰り返し自分にささやいた。「わたしは母、わたしは子ども」なぜこのマントラが頭に浮かんだのかわからないが、自分のなかのインナーチャイルドと、これから迎えようとしている自分の子どもを讃えるのは、とても自然なことだと思えた。この言葉はある日、ふと口からこぼれ出た。このとき、わたしには支えてくれるパートナーがいなかったが、素晴らしい女友だちがたくさんいた。彼女たちは妊活中ずっと、わたしを支え、励ましてくれた。

これまでの人生で知り合った素晴らしい女性たちに加え、わたしはフェイスブックで、首都圏に住む選択的シングルマザーのためのグループを見つけていた。グループにはすでに母親になっている女性もたくさんいて、彼女たちは子ども同士を遊ばせたり、女子会を開いたり、わたしが子どもが生まれたら参加したいと夢見ていることを実践していた。だが、まだ自分たちがひとり親になるか決めかねている〝考え中の人〟、積極的に妊活をしている〝挑戦中の人〟もいた。わたしはグループにふたつのことを尋ねる投稿をした。グループチャットを始めたい人はいますか？　集まってそれぞれの妊活について語り合うというのはどうでしょう？

反響はすさまじかった。すぐに大人数でのグループチャットを行うと、わたしは急いで最初のオフ会を自宅の裏庭で開いた。当時はまだパンデミックのさなかで、アパートメントの広い裏庭は、社会的に責任のある会を催すのに理想的だった。円になって座っても、互いに二メートルほどの距離を取ることができた。わたしは参加者を見回した。みんな聡明な、専門的な仕事をもつ女性で、パートナーを見つけられずにいるものの、母親になるという夢をあきらめていなかった。その日のうちに中心的なグループができた。わたしたち八人は互いの妊活における勝利と悲劇について語り合った。フリーランスの精子ドナーで妊娠しようとしているのはわたしだけだったので、ほかの七人が驚いて少し引いているのがわかった。みんな目を丸くして、変人を見るような目でわたしを見ている。だが、わたしが詳しく理由を説明し、非匿名のドナーも様々な検査を済ませていると説明すると、彼女たちが選んだ方法と違っていたが、みんな「なるほど」という顔になった。この女性たちのほとんどにとって、オンライン上で精子ドナーを選ぶのはまだ不確実な要素が多いのだろう。それに、精子バンクを利用する場合に比べ、ドナー本人と精子の検査をしないといけないという余計な手間がかかるし、変態ドナーに気をつけないといけないという煩わしさがあるのも確かだった。

このグループで出会ったのがカレン・サリヴァンだ。この原稿を執筆時点で四三歳。ウェーブのかかった茶色いカーリーヘア、周りの人もつられるような大きな笑顔に、ハイキングなどのアウトドア活動で一年中日焼けをしている女性だ。環境保護団体で環境エコノミストとして働いている。彼女はガッツと快活さを併せ持っていて、苦境でもあきらめない心があった。それは子ども時代に鍛えられたものだった。両親が離婚して、子どものころから母親の双極性障害に付き合わねばならず、父親はのちに自殺している。そういった事情は、親しくなって数年後に打ち明けられた。カレンは不平不満を垂れ流すタイプではなく、自分を憐れんで時間を無駄にするタイプでもなかった。

わたしたちが初めて会ったころ、彼女は四〇歳で、妊活の真っ最中だった。妊娠しづらいという検査の結果とともに不穏なスタートを切り、三七歳で卵子を凍結していた。

医者は彼女の血液を調べ、生理周期を観察すると、残っている卵子がとても少ないので、すぐに妊活を始めた方がいいと言った。誰もが想像できるように、カレンは打ちのめされた。それでも、三七歳で卵子を凍結するのは不合理なことではないと思った。母親になることが問題外になる前に、賢く、時間をつかおうと考えた。

カレンは学生時代の奨学金を返済中で、経済的に子どもをもつ余裕がなかった。三年間必死に働き、副業もこなして返済を進め、ある程度の経済的安定を手に入れた。

わたしと出会ったときは四〇歳で、数回の子宮腔内人工授精（ＩＵＩ）を経験したばかりだった。ＩＵＩとは子宮内精子注入法とも言われ、医師が排卵に合わせて長い管か注射器でドナーの洗浄した精子を子宮腔内の奥へ注入する方法だ。医者は卵子の数が非常に少ないので、ＩＵＩでも体外受精（ＩＶＦ）でも成功の可能性はほぼ同じだと言った。彼女は数ヵ月かけて精子バンクでドナーを選び、二〇二〇年五月に最初のＩＵＩを行った。結果は失敗だった。それでも次のＩＵＩで妊娠し――彼女は有頂天になった。

だが六週目の超音波検査直前に出血し、赤ちゃんを失った。

それから四回のＩＵＩに挑んで失敗すると、ＩＶＦに移るときが来たと覚悟を決めた。ＩＶＦの費用は、連邦公務員のカレンの健康保険では適用外で、自力で二万ドルから三万ドルを用意するのは難しかった。だが彼女は、手が届く範囲の費用で不妊治療を提供することを使命と考える〈CNYファティリティ〉というニューヨークにあるクリニックを見つけた。そこで、カレンは二〇二一年の夏に、四〇〇〇ドル（プラス旅費と宿泊費）でIVFを受けることができた。

多額のお金をつぎ込むのだから、カレンはIVFが必ず成功すると信じていた。だが二度挑戦しても、うまくいかなかった。医者は彼女自身の卵子は赤ん坊を産むには古く、質もよくないので、第三者から卵子提供を受けることを考えるよう言った。ほかの医者は、普通のIVFよりも刺激の少ない排卵誘発剤を使って、うまく卵子が育つか様子を見ようと言った。これはミニIVFとして知られる方法で、高刺激を与えて排卵を促すと、年齢を重ねた女性の卵は〝焼き過ぎ〟になるという考えだ。そのため体の負担が少ない低刺激な方法で薬の量を調節しながら、自然に近いかたちで卵子の成長を促す。

その方法を使って二度目に、採取した卵子のひとつが、受精して三日目の初期胚にまで育った。初期のIVFでは、この三日目の初期胚を子宮に戻していた。最近では、受精して五日目の胚盤胞を子宮に戻すことの方が多い。だが成果が出ずに悩む女性の場合、五日目ではなく三日目の初期胚を凍結したり移植したりすることもある。もう二日待っているあいだに培養器のなかで成長がとまってしまうかもしれないからだ。

あるとき、バージニア州の医者がカレンの卵巣に、大きくて健康そうな卵子を見つけた。医者のアドバイスに従い、その卵子を取り出して受精させるために、カレンは吹雪のなか車でニューヨーク州東部にあるオールバニーを目指した。ところが不運なことに、病院に着いたときには排卵してしまっていた。完全に無駄足だった。

今、カレンは希望を失い始めている。だが医者がどんなに提供卵子を使うよう勧めても、彼女はあくまでも自分の卵子を使うことにこだわった。カレンは再び採卵に挑戦して取り出した自分の卵子ひとつと、提供卵子ふたつを使うことにした。医者は三つすべてを受精させようとしたが、ドナーの卵子しか成功しなかった。

カレンはドナーの初期胚ふたつを移植したが、着床しなかった。ドナーの卵子からできた胚を使うことについて、彼女は時間をかけて考え理解していった。

わたしはいつもカレンの強さと気丈さに胸を突かれる。グループの誰よりも苦しい道のりを歩いているというのに、そのつらさを漏らすことがなかった。

カレンはいつもあちこち飛び回り、ちょっとした週末の冒険に出かけたり、よその州に住んでいる友人に会いに行ったりしていたが、体外受精（ＩＶＦ）に挑戦しているあいだは、旅行は後回しにしなくてはいけなかった。アクティブなカレンにとっては大きな犠牲だ。

わたしとカレンはふたりでよく悲しみを分かち合った。ひとり親になる決意を胸に前へ進むには、きちんと悲しみに浸り、向き合う必要がある。

「結婚して赤ちゃんを産む自分を、いつも想像してたわ」彼女は言った。「夫がいたらって思うこともあるでしょうね。でも、自分で何もかも決めることができる。パートナーにおうかがいを立てる必要がないから。それはいいことだと思うの。何ごとにも、良い面と悪い面があるわ。わたしは良い面だけを見ていこうと思ってるの」

わたしもカレンに賛成だ。わたしは子どもの躾《しつけ》や、学校は公立にするか私立にするかといったことで妥協したくないし、まして、子どもにワクチンを打つかどうかで喧嘩するつもりもない。身近に誰かがいてくれたら心強いだろうが、ひとりで何でも決めることができるのは魅力的だった。

わたしたちはふたりとも、結婚して子どものいる友だちから、夫がいても、どうせ何の役にも立たないと聞いていた。だが彼女たちは、日々の難しい課題について夫と調整して乗り越えている。誰が子どもを迎えに行く？　友だちの家にお泊まりに行かせてもいい？　野菜は残さず食べさせないと本当にだめなのかしら？

「どんな些細なことでも夫婦で意思統一したり、話し合って決めたりしないといけない」カレンは言った。「自分ひとりで決めた方がずっと簡単じゃない？」

妊活がうまくいかず、わたしが一番落ち込んでいたとき、そばにいてくれたのがカレンだった。グループチャットでどん底の気分だと漏らすと、わざわざ直接会いにきてくれて、わたしがだいじょうぶか、ひとりぼっちの気分になっていないか、気にかけてくれた。育み、見守ろうとする生まれつきの美徳が、いつも彼女からにじみ出ている。妊活オフ会では、何も言わずにホストの片づけを最初に手伝ってくれる。今ではママになっている仲間が、駆け回る小さな子どもをつかまえようと追いかけていると、最適のタイミングで加勢してくれる。赤ちゃんや子どもたちを笑わせるのも上手だ。

不妊に悩むほとんどの女性と同じように、わたしたちふたりは過去に戻って妊娠力を調べることができたらと、くよくよ悩んでエネルギーを消耗していた。だが「もし～だったら」と悩んでも仕方ないことだ。

医療産業に対して失望と怒りを抱えている友だちもいる。二〇代や三〇代前半の女性たちは、自分たちの妊娠力を調べるよう勧められたりしない。しかもメディアは、セレブやSNSのインフルエンサーが高齢で出産したことばかり報道している。カレンの現在までの六年間の苦しい道のりを記事にすることはない。

「わたしたちの文化では、二〇代の一番妊娠しやすい時期に妊活の話ってあまりしないわよね。あら、いつか子どもが欲しいの？　だったら卵子の凍結を検討するべきよ、なんて誰も言ってくれなかった。不妊の場合の話なんか、出たこともなかった。三〇代のころでさえ、かかりつけのお医者さんに子どもが欲しいかときかれて欲しいと答えても、話はそこで終わりだった。

それ以上、特に言うことはないみたいだった」

カレンの言葉に同感だ。避妊薬をずっと飲んで妊娠を避けてきたのに、この先、妊娠できないことで悩む日が来るなんて考えもしなかった。なぜ医者は母親になるという夢の実現にはタイムリミットがあると教えてくれなかったのだろう？　ドクター・高慢ちきのように頭の固い医者だけを責めているわけではない。かかりつけの医者も婦人科医も、わたしの妊娠適齢期が過ぎていくことを教えてくれなかった。

そうこうしているうちに、カレンの粘り強さが報われるときがきた。提供卵子と提供精子を授精させてお腹に戻した胚が、一五週目の女の子に成長した。カレンはここのところずっと、ドナーについてわかりやすく説明する赤ちゃん向けの本を集めて読んでいる。娘が生まれたそのときから、彼女がどこからきたのか語りかけてあげたいからだ。

何度も流産を経験し、失敗に終わった不妊治療に何千ドルもかけてきたので、カレンはずっと自分に希望をもたないよう言い聞かせてきた。だが一五週目を過ぎて安定期に入り、出生前検査で赤ちゃんに病気や異常がないとわかると、彼女は変わった。

「だんだん、本当に赤ちゃんができたんだって信じられるようになってきたの」家族に妊娠を伝えて数時間後、彼女はわたしに連絡をくれた。

自分とは生物学上のつながりがない子どもだという落胆から、復活するのに少し時間がかかったが、今は満足している。

「本当に赤ちゃんが生まれるなんて」彼女はうっとりして言った。「ママになれるんだわ。とても楽しみ。今までで一番幸せよ」

6章
ディブリングと呼ばないで

これまでの人生、サラ・ブライズ・シャピロは生物学上の父親を三一四番と認識してきた。精子バンクでは、ドナーは名前ではなく番号で呼ばれている。父親が自分で申告した家族や先祖についての簡単な情報と番号、それがサラの生物学上の父親のすべてだった。だが、イェール大学を卒業した二三歳のカーリーヘアの女性が、自分の父親を想像するには充分な基本情報だった。ほとんどの子どもは寝る前にベッドで絵本を読むものだが、サラは四歳にして、まだ一度も会ったことのないパパを身近に感じられるよう、生物学上の父親のドナー・プロフィールを時おり眺めていた。

「無意識のうちに、わたしはこの人物に多くを投影していたのだと思います。父がなれなかった存在に、なってほしいと願っていたから。それに、わたしの周りは実際、たくさんの有害な父親代わりの人で溢れていたので、想像上の父は実際、無敵な存在になっていたのです」

細い体形に、黒い肌、せっかちな話し方。彼女には音楽と歌の才能があり、聖歌隊ハザミール（国際ユダヤ人少年少女聖歌隊）でリーダーをしている。サラはいつも、自分は生物学上の父からどんな性質や特徴を受け継いだのか、考えずにはいられなかった。

ニューヨーク出身でシカゴ育ち、選択的シングルマザーに育てられ、愛情深い母親と良好な関係を築いているものの、サラはいつも父親の不在を敏感に感じていた。一八歳になって、母に精子を提供したドナーとの面会を希望する手続きができるようになると、彼女はすぐに、現実は自分が想像していたものとは激しくかけ離れていると知った。

精子バンクの利用者は、一八歳の子が、ドナーに会おうと決心するまでのつらく長い年月に思い至らないようだ。ドナーが面会を断るのは珍しいことではないし、あまりに多くの子に会って心身共に疲れ果て、これ以上の関係を結ぶことができないこともある。

一八歳になった未来の子どもが自分との絆を求めて訪ねてくるかもしれないという現実について、ドナーが心の準備をするように、精子バンクは促すべきだ。そしてまた、ひとりのドナーが誕生させることができる子どもの人数の上限を法律で定めるよう、各州に働きかけるべきだ。

最近では、精子バンクは、ひとりで多くの子どもを誕生させるドナーが出ないよう自己規制をしていると言う。だが精子バンクが正式な誕生数を把握するのは難しい。多くのレシピエントは自分たちの妊娠や出産結果を報告してこないからだ。

今ではほとんどの精子バンクは、一八歳になった子どもに、ドナーのオープンＩＤを提供している。つまりドナーは、子どもが一八歳になったら、自分の素性が明かされることに同意するしかない。だが素性が明かされるといっても、新しい情報が提供されるわけでも、まして面会が保証されるわけでもない。ドナーによっては、子どもに会ったり絆を築いたりすることにまったく興味がない人もいる。ドナーで生まれた人たちがよく言うのは、自分たちは産んでくれと頼んだことはないし、生まれたことにただ感謝しなさいと言われることにうんざりしているということだ。自分たちだって受けるに値するはずだ。ほとんどの人が享受している幸運、生物学上の母親と父親両方と絆を築く幸運を。

サラは一八歳になるとすぐに精子バンクに連絡し、父親との面会を求めた。何らかの回答が届くまで数ヵ月かかり、期待にふくらんでいた胸はどんどんしぼんでいく。ようやく届いた父親からの返事に、サラはがっかりした。彼は匿名のままでいることを望み、サラとは精子バンクを通すか、番号非通知の電話でしか連絡を取りたくないと言ってきた。精子バンクを通して数ヵ月やり取りするうちに、サラは父が〈Ｃ〉と呼ばれていることを知った――幼いころからすがりついてきた三桁の数字から、たいして進歩していない。父との会話が多少進んだと思うたびに、サラはもっと質問をした。すると父はさっと後ろに下がる。その繰り返しだった。

「ほんとに、ほんとに、ほんとに大変だった。同じところでごちゃごちゃしていて、なかなか先に進まないの。だって、こっちには山ほどききたいことがあるのに、向こうはこっちの押しが強過ぎると思っているみたい」

のちにサラになる卵子と精子が受精した一〇年以上前、イラン系アメリカ人の実験映画監督カヴェ・ザヘディは、まだロサンゼルスの映画学校の学生だった。一九八六年か一九八七年、UCLAで卒業制作に取りかかったカヴェは、キャンパスの掲示板に貼られたお知らせに目を留めた。〝求む、精子ドナー〟

簡単に小遣い稼ぎができそうだし、クリニックは彼が毎日通う教室の近くにあった。授業の前後に寄って、カップに射精すればいいだけだ。一回につき三五ドル、一週間に三回まで、ひと月に四〇〇ドルほどの収入になる。楽に稼げる仕事だった。

だが精子提供は突然終わった。精子バンクが突然、きみの精子はもういらない、需要に必要な分はもう充分にあるからと言ってきた。

「つまり、ぼくの精子を欲しがる人がいなくて、クリニックはぼくにもう無駄な金を払いたくなくなったんだと思った」カヴェは言った。精子提供を突然打ち切られたことから、自分の精子で生まれた子どもはいないと、純粋に信じていた。

彼は間違っていた。サラは彼の精子から生まれた子どもだ。そしてサラは二〇二〇年に彼が自分のドナーだと知ってから、自分には一四人の異母きょうだいがいることを突き止めている。カヴェはサラが突き止めた一四人以外にも自分の子どもがいるのか見当もつかないと言っている。一般的に、精子バンクは人数を決して教えてくれないからだ。提供した精子で生まれた子どもに会うことを考えると、彼は神経質になった。彼はまったくの一般人というわけではなく、子どもたちがこぞって連絡を寄越して金銭を求めてきたらどうしようと心配だった。

サラはカヴェのお金に興味はなかったが、生物学上の父親の人生を発掘調査していくうちに、ふたりとも居心地が悪くなってきた。

カヴェは過去に一〇年間、セックス依存症を患っていたが、ドナー登録をするときに黙っていた。彼にはクローン病という持病もあったが、それも報告しなかった。ちなみにクローン病に関してはサラにも、サラの母方の祖母にもある。

サラが一番つらかったのはカヴェに拒絶されたと感じたことだ。カヴェという名前は少し調べればすぐに自分で見つけることができた。そして断片的な情報を集めると、彼がイラン系アメリカ人の映画製作者で、ニューヨーク市立大学で教えていることもわかった。

「彼は長い間、とても、とても冷たかった」彼女は言った。「今も冷たいです。素晴らしい関係とは言えません。わたしの押しが強くて厚かましいところが、彼は好きじゃないのでしょう。でも、彼が押しが強くて厚かましいと思っているわたしは、自分の人権を主張し、知りたいこない。

とを教えてほしいと言っているだけなの。彼は自分のことしか考えてない。そういうことよ」カヴェはサラに親しみを感じていると言うが、彼女の感情や情緒の安定まで責任を持ちたく

「そのうち、彼女からこの手紙が届いた。胸を打つ内容だったけれど、少々恐ろしかった。どうやら彼女はぼくに大きな期待をしている。彼女の人生における、理想の父親を求めているんだ。ぼくには応えられないし、応えたいとも思わない」

彼はいい人になろうとした。だがいい人過ぎてはいけない。手紙を読んでカヴェが心配になったのは、サラが自分に多くを期待していることだ。遺伝子的な背景について教えるのはかまわないが、心のつながりはもちたくないと思っている自分に気がついた。サラは理想の父親像を求めている。だが、「ぼくとしては、理想の父親になると約束する署名をしたことはない」

カヴェは自分の人生にサラが飛び込んできたとき、大いに葛藤した。サラについてもっと知りたかったが、そうすると彼女が調子づく危険があった。カヴェはサラに、自分は彼女が願っているような父親像になれるという誤った印象を与えたくなかった。

「サラの心には父親という穴がぽっかり空いている。理想化した架空の人物をぼくに投影して、その人が自分を抱き締めようと両手を広げて待っていると思いたいんだ」カヴェは言った。「彼女は父親に認めてもらいたいと願う、小さな女の子みたいだ。それが恐ろしい。ちょっと

嫌な感じがするというか、すごく重かったんだ」

そんなカヴェに転機が訪れた。サラをもっと身近に感じ、ふたりが遺伝的につながっていることを実感する出来事があった。

「サラが自分で作った曲を歌っているビデオを送ってくれたんだ。すごく上手だった」彼は言った。「彼女は実に素晴らしくて、賢く、芸術的な人だった。そう思うと、ほかの何よりも、この件がなんであれ、とことん付き合ってみようという気になったんだ」

初めての対面は、控えめに言っても普通じゃなかった。カヴェは新しい作品を上映するために映画製作仲間とシカゴへ行った。カヴェはサラに事前に、ふたりが初めて会う様子を撮影していいか許可を求めた――まだ自分について詳しく説明する前のことだ。

「すごく無神経だと思ったわ」サラは言った。「まず、わたしを知って、それからあなたのことを教えてくれるのが先でしょ？　って思ったの。でも、それから彼が自分は映像製作をしていると認めたので、撮影を了解したの。正直に言って、わたしも映像を残しておきたかった。そうね、わたしはずっと放っておかれて不当な扱いを受けてきたので、有名になりたかったのかも。それにこの面会は記録しておきたかった。何度も思い返せるように、映像に残しておきたかった」

カヴェには熱狂的なファンがいた。彼らにカメラを持ってくるよう呼び掛け、サラとの初めての面会を撮影させるのは造作もないことだった。面会は三時間にも及んだ。

サラはカヴェに会うとすぐ、互いの共通点に気がついた。カヴェは自分と同じように細身で、マシンガンのようにしゃべり続けようとする。だが彼女にはカヴェのような大麻の常習癖はないし——時おりとはいえ——周囲にきつい言い方をすることもなかった。

イランからの移民の子どもで、ワシントンDCで生まれ育ったカヴェは、インターネット・ムービー・データベース（IMDb）で、急拵《きゅうごしら》えの突飛なプロフィールと、過剰な自己反省とでも定義するしかないジャンルの作品とともに紹介されている。ニューヨーク・タイムズ紙は、彼の最新作『ザ・ショー・アバウト・ザ・ショー』を〈下品かつ自虐的、倫理的に問題のある、腹立たしくも独特のアプローチのドキュメンタリー〉と評している。作品は文字通り映画《ショー》をつくる様子をおさめた映画で、各エピソードはひとつ前のエピソードの製作中に起きたことを加えたつくり直しになっている。わたしは観ていてつらかった。カヴェは身近な人間に恥をかかせ、ばつの悪い思いをするところを撮影している。カヴェは映画製作者として賞をとっていて、自分の子どももネタにしようとしたのだ。

初めての面会で、カヴェはサラに自分のマリファナの水パイプを勧めた。彼女が丁寧に断ると、カヴェは吸ってもいいかと尋ねた。サラはかまわないと答えた。

「彼は座って、わたしの目の前でマリファナを吸ったの」サラは言った。「なんていうか、うわって思った。わたしが受けてきた躾ではありえないことだったから。母は絶対そんなことはしなかった」

サラはカヴェのマリファナ依存に驚き、自分が想像でつくりあげてきた強くて愛すべき父親とまったく違うことを思い知った。

「彼はわたしが自分をどう判断するのか気にしていました。わたしは彼の決断や過去についてどうこう言うつもりはありません。わたしが見極めたいのは、彼がわたしとの関係をこれからどうするのか、わたしに言った思いやりのない言葉についてどう思っているのかということです」

撮影中、カヴェはサラにこんなことを言った。「きみを好きかどうかさえ、よくわからないんだ」

サラは押し黙り、言われた言葉を頭のなかで繰り返し、それから声を荒らげて言い返した。

「わたしはあなたの娘なのよ！」

面会を終えてから、サラは自分に大きな茶色い瞳と卓球の才能をくれた生物学上の父親に、心底がっかりしたという事実に向き合おうとしていた。

「彼は社会病質者《ソシオパス》だと思うの」彼女は言った。「自己愛性パーソナリティ障害だと思う。結婚生活を続けることができない。セックス依存症だった。イラン系ということも黙っていた。彼はすごく変わっている」

父親が一八年間不在だった影響は、ふたりの風変わりな再会と相まって、サラのその後の人生に跳ね返った。特に男性との関係に影響を与えた。彼女の生き生きとした自己認識力は鈍り、不健全で自己破壊的な行動パターンを食い止めることができなくなった。

サラは何らかの依存症の男性との不健全な関係を繰り返し、そのことについて、彼女は理想の父親像を追い求めていた反動だと考えていた。

「完全にトラウマなの。どの彼にも、パパはどこ？　パパはどこ？　パパはどこ？　って父親像を追い求めていた。そのうち、みんなわたしを拒絶して言うの。もううんざりだ、きみは押しが強くて、白か黒かの答えを求め過ぎる」

カヴェも彼女に同じことを言って――まさに同じ日、ボーイフレンドにもまったく同じことを言われた。サラは打ちのめされた。

サラは生物学上の父親と精子バンクに腹を立てた。彼女はそれから遺伝子検査サイトの〈アンセストリー・ドットコム〉、遺伝子検査会社〈23アンドミー〉、そして精子バンクのドナーから生まれた人たちがきょうだいを捜すサイト〈ドナー・シブリング・レジストリ〉を通じて、ほかの異母きょうだいに連絡を取ろうとした。自分のように数ヵ月も待たなくて済むように、異母きょうだいにドナーの素性を知らせるためだ。

サラは腹を立てていた。カヴェによると、精子バンクは彼がドナーを終了する際に無料のセラピーも提供したそうだ。サラにはセラピーの手が差し伸べられることはなかった。精子バンクは自分たちが誕生させた子どもよりもドナーを優先させている証拠だと、サラは思った。サラは、どの子どもにも生まれたときから、生物学上の両親ときょうだいを知る権利があると信じている。ドナーで子どもを産むために唯一倫理的な方法は、誕生したときから子どもをドナーに紹介し、子どもがドナーに会いたいと思ったら、いつでも面会できるようにすることだと、サラは考えている。一八歳の誕生日を待つべきではない。

彼女の話を聞いて、わたしは少し居心地が悪くなった。わたしはロイヤーと妊活をしているが、彼は子どもと生まれたときから会いたいとは思っていない。サラの痛みに背を向けることなく、わたしはその居心地の悪さに向き合い、自分の胸に問いかけた。自分で決めた道を考え直すべきだろうか？

サラの意見をフェイスブックの精子提供グループに投げたら、すぐに議論が白熱するだろう。これから親になろうと考えている夫婦は、ドナーの素性を隠したり、ドナーに会うのを禁じたりすると、未来の子どもが傷つくかもしれないとは聞きたくないだろう。多くのレシピエントは妊娠したらドナーにまた会おうとは考えない。それに匿名のドナーは、自分の精子で誕生した子どもに何らかの責任を負うとほのめかされるのも嫌う。

精子ドナーの動機と意識を調べたベルギーの調査によると、ドナー志望者の四六パーセントが自分の精子から何人の子どもが誕生したか知りたいと考えている。[1] 八二パーセントは、匿名が条件だが、自分の基本的な情報が子どもに伝わることに前向きだ。だが、自分の素性がやがて子どもに開示されても精子を提供すると答えたのは二六パーセントだけだった。

同じようにデンマークの研究でも、回答者の半数が、匿名性が維持されないのであれば精子提供はもうしないと答えている。匿名性が維持されなくても提供を続けると答えたのは一七パーセントだけだった。[2]

サラは精子バンク産業は匿名の提供を廃止する思い切った転換をし、ドナーで誕生した子どもたちは生まれたときから自分の生物学上の親を知ることができるようにするべきだと信じている。彼女はこれは今後見過ごすことのできない人権問題になると考えている。サラは誰かを傷つけるつもりはないと主張しているが、ドナーで誕生した子どもをもつ両親は、子どもが子ども自身をどう思い、生物学的なつながりのない親をどう思うようになるのか予想もつかず、管理もできない。なぜドナーで誕生した子どもには、養子縁組で家族になった子どもと同じ権利を与えてはいけないのだろう？　昨今では、養子の子どもには幼いうちに真実告知をすることが推奨されているというのに。

特にレズビアンのカップルにとって、自分たちの子どもに生物学上の父親とのつながりが必要だと言われることは、異性愛を標準と見なす社会から顔に平手打ちを食らうようなものだ。この話題があがったら、フェイスブックのグループに緊張が走り、議論は沸騰するだろう。気持ちはよくわかる。カップルのうち妊娠を担当しなかった方の女性は、自分が子どもにとって意味がない、もしくは充分とは言えない存在だと感じたくないのだ。

だがわたしは、サラの実体験に基づいた主張には、説得力があると思う。彼女が受けた傷は悪化するばかりで、人生の節目節目に悪い影響を与えていると知り、わたしの胸は痛んだ。

カヴェが言うには、彼はまだサラを理解しようと試みているが、サラを知ろうとする努力は無視されていると感じている。彼の言う試みとは、サラを巻き込んで映画を撮ることだったが、彼女はもう映画撮影に興味がないようだ。それでは、いっしょに楽器を演奏しようと誘った――カメラをとめて、ビデオチャットで演奏しようと言ってみた。カヴェは電話をかけたが、サラは折り返しの電話をしてこなかった。彼は生物学上の娘に自分を否定されていると感じた。だが、だからといってサラとの関係を育てるために実際に車を運転して会いにいこうとまでは思っていない。

カヴェはサラが身を引き始めたことに、ほっとしている。

たいてい、ドナーによって誕生した人たち（ドナー・コンシーブド・ピープル、ＤＣＰｓ）

の物語には偽りがつきものだ。多くの人は生まれたときから自分の出自について嘘を教えられ、ずっと隠していた両親に裏切られたと感じ、打ちのめされる。真実を教えられたとしても、精子バンクが定める匿名性のせいで、父親の不在を強く意識したまま成長していくことになるだろう。

ドナーで生まれた人は、両親の気持ちを優先しなくてはいけないというプレッシャーにさらされている——たとえば、生物学上の親に会いたいという気持ちを表に出すことは、ほとんどないか、まったくない。会えるものなら会いたいと強く願っても言い出すことができない。非営利の支援グループ〈ドナー・コンシーブド・コミュニティ〉の創設者で常務取締役のメリッサ・リンゼーによると、これは親子の役割が逆転するようなもので、子どもが両親の心の平安を守るために気を遣うようになるそうだ。

「そうなると人間関係に負担がかかります」メリッサは言った。彼女自身、ドナーで生まれている。「わだかまりがあると、人と心から打ち解けるのは難しい。それに、自分の人生から顔をそむけることができるとは思えないし、人間関係にも影響が出るはずです」

育ての親へのわだかまりは、家族でくつろぐべきであろう瞬間、たとえば祝日の夕食のテーブルを囲んでいるときなどに、特に強く感じるようになる。

ドナーで生まれた多くの人が感じるこの寄る辺のない感覚が、生物学上のきょうだいとつながりたいという気持ちへと駆り立て、〝家族〟の範囲を広げて定義した〝きょうだい〟の居所を追った記録を、表にしたりバインダーに綴じたりする。たとえそれが、五人でも、五〇人だとしても。だが、そのきょうだいのつながりは複雑で、一筋縄ではいかない。自分以外のきょうだいが考える線引き——どれくらいの頻度で連絡をとりたいか、ドナーの素性をどこまで知りたいかを把握するのが難しいからだ。

　ドナーときょうだいの病歴だけを知りたい人もいる。きょうだいについては知りたいがドナーについては知りたくない人もいる。誰かが死んだときだけ知りたい人もいる。ドナーと、そして何人いてもかまわないので見つかったきょうだい全員と意義のある関係を結びたい人もいる。これらはすべて、ドナーで生まれた人が直面する問題だと、メリッサは言った。

「〈ディブリング〉って言葉、聞いたことある？」サラが言った。明らかに声が苛立っている。〈ディブリング〉とはレシピエントだった親がつくった造語で、自分の子どもと同じドナーから生まれた、よその家族の子どもを呼ぶ言葉だ。ドナー・コンシーブド・シブリングを合体させた造語だ。サラや、ドナーで生まれた人は、単に〝きょうだい《シブリング》〟、〝異母異父きょうだい《ハーフ・シブリング》〟、もしくは〝同じドナーから生まれたきょうだい《ドナー・コンシーブド・シブリング》〟という言葉の方を好む。サラには一三人の〝異母きょうだい〟がいるが、そのほとんどは互いに会いたいとは思っていない。

サラは〈ディブリング〉という言葉が、ドナーで生まれた人が生物学上のきょうだいと結ぶことができるつながりを最小化していると考えている。サラは親たちがその言葉を使うのは、〝ドナーから生まれた《ドナー・コンシーブド》〟という前書きがつくきょうだいよりも、耳に快く響くからだと信じている。

「自分は異母きょうだいたちといっしょに育ったわけではない」サラは言った。「でもだからと言って、わたしたちがつながっているという事実が変わるわけでもない」

サラが見つけた最初の異母きょうだいはオランダのユトレヒトに住んでいた。その人はサラが精子バンクを通じて送った手紙に一度も返事をくれなかったが、それから数年経っても、見つけることができた異母きょうだいはその人ひとりだけだった。だがやがて、サラは〈きょうだい登録ウェブサイト〉に、ほかのきょうだいからの告知を見つけた。サラより一〇歳年上の女性だった。

異母きょうだいとの初めての接触に、サラは興奮した。ずっとひとりっ子だったので、ほかのきょうだいとつながったのはサラにとって大きな意味があった。人生で初めて、カヴェを通じて誰かと生物学上もつながるなんて。ふたりが直接会ったことは一度もないが、電話で話したりメールを交換したりするようになった。

サラは最終的に一三人の異母きょうだい全員に連絡を取ろうと試み、たくさんの返信をもらうのに成功している。

二番目に見つけたきょうだいはサラと同じ年齢の女性だったが、やんわりともう連絡をしないでほしいと言われた。だがこの女性は双子で、サラは後に、その弟のAJと会う機会があった。

遺伝子でつながった拡大家族に会うたびに、サラは偽りの物語を聞かされた。とある事例では、サラの母親と同じドナーの精子提供を受けた夫婦が、子どもたちに真実を告げたことのないまま離婚しようとしていた。自分の血のつながっていない子を育ててきた父親は、最後におまえたちには半分血のつながった姉（サラ）がいると話した。子どもたちにドナーで生まれたと知られたくない妻を困らせるためだ。子どもたちはまだ七歳と一一歳で、サラに会いたくないと言った。サラの存在そのものが、とある家庭で突然トラブルの種になったとしても、彼女を責めることはできない。

「たくさんのきょうだいと付き合い続けるのは簡単じゃない」サラは言った。「すごく消耗するし、感情的になる。誰も耐えられないはず」

もちろん、違う物語もある。

サラの異母きょうだいのひとりは、自分がドナーで生まれたことを、これまでずっと秘密にされていた。育ての父親が亡くなったとき、残された母から真実を告げられた。同じように、

AJと彼の双子の姉は、ふたりが大学に入学する準備をしているときまで、自分たちが提供卵子と提供精子で生まれたことを知らなかった。

AJに会う前でさえ、サラは電話越しの彼の声に衝撃を受けた。びっくりするほど、自分の声と似ていた。

初めて会ったとき、サラは潜在意識のレベルでAJを見つけることができた。ふたりはそっくりで、一目見た瞬間に相手を認識し、不思議な親しみを感じた。ふたりとも骨格がしっかりしていて、肌の色は濃いめで、同じカーリーヘアだった。

ふたりはUCLAのハマー美術館で待ち合わせた。現代的なコレクションと進歩的な展示、公開プログラムで有名な芸術と文化の中心地だ。会ってすぐに、お互いに心地よいリズムを感じて意気投合した。

サラは彼といっしょにいることに多少とまどいながらも、ふたりは互いに様々なことを話した。生物学上の父とその家族のことについて、知っていることも打ち明けた。サラは人生で初めて、ドナーで生まれたという現実について、誰かと――弟と――分かち合うことができた。ふたりはお昼にラーメンを食べに出かけ、それから卓球をした。カヴェがドナーのプロフィールに得意だと書いていたからだ。

「そんなことある？　って思ったけど、自然なことかもしれない」サラは言った。恋愛対象の好みもよく似ていたそうだ。

二二歳のＡＪは、サラが〈アンセストリー・ドットコム〉で見つけた三番目の異母きょうだいだった。ＡＪに会う前に、サラは彼の姉に連絡をとり、本当のきょうだいの親交を結ぼうとした。ＡＪとカヴェは不思議なくらい似ていた――細身の体格、繊細な顔形、そしてオリーブ色の肌。大きな茶色の瞳、高い鼻、そして茶目っ気のある魅力的な性格。

ＡＪはサラから、カヴェは大学二年生にドナーを始めたと教えてもらった。

「サラは情報の追跡と発見がすごくうまいんだ」彼は言った。「ドナーの卒業アルバムの写真も持っていて、ぼくにすごく似てるって言うんだ」

サラはＡＪに写真を送った。世の中に自分にそっくりな人間がいるなんて考えたこともなかったので、ＡＪは度肝を抜かれた。

だがＡＪはカヴェには会わないことにした。サラがカヴェに会って経験したことを聞いて、生物学上の父親については知りたいことはもう充分、と思ったからだ。

一方、卵子の提供者に会うかどうかという話になったとき、彼の拒絶の気持ちは和らぎ、声は傷つきやすそうなものの希望に満ちて明るかった。育ての母を通して生物学上の母とやり取りしてみたら、初めは誰もが交流に前向きに見えたそうだ。だがやがて、母から卵子ドナーへの返信は滞りがちになった。

「思ったのは、ぼくが卵子ドナーという、いわば親のような存在に会いたがったんで、母はちょっと落ち着かない気持ちになったんじゃないかな。もしくは単純に忙しかったのかもしれない。本当のところはわからないけど。ぼくは我慢できなくなったり、時間がたっぷりできたりしたら、卵子の提供者に会ってみたいと考えている。ちょっと言いづらいけどね。どう転ぶかまったくわからないけど、ぼくはその女性に会いたいと思ってる」

AJは両親が揃った家庭で育ち、サラが経験したような父親や母親の不在という鋭い痛みを経験したことがなかった。

彼はロサンゼルスで育ったが、両親は子どもをつくろうと決めたとき、すでに高齢だった。妊娠は難しいので、夫婦はダブルドナー、精子と卵子の両方の提供を受けて、体外受精で妊娠した。

AJも双子の姉も、大学に入る直前まで、自分たちの出自について特別な事情があるとは考えたこともなかった。母親はふたりをソファに座らせ、真剣な、不安そうな口調で、いつもより何オクターブも低い声で話し出した。AJは不安になった。母親が口ごもっているあいだ、どんな話になのか見当もつかなかったし、ようやく話し出したかと思うと、いきなり自分と姉には生物学上の両親がいるという真実をぶつけられた。

「最初に思ったのは、とんでもない話だ！　ってこと。でもすぐに、いや、たいした話でもないな、と思った。少なくとも、ぼくと母に関しては」ＡＪは言った。「母はぼくたちがどんな反応を見せるか神経質になっているようだった。だから、ぼくはあまり過剰に反応しないようにしたんだ」

諸々あったが、ＡＪは自分が生まれたいきさつを聞いても、人生に特に大きな影響はなかったと言う。両親が長いあいだ秘密にしていた理由も理解できた。どうすれば正しいのかわからなかったそうだ。妊娠がわかったとき、告知をどうすればいいかなんて、誰もわからなかった。双子が自分たちを親と認めなくなるのではないかと思うと怖かった。親と認めなくなるなんて、そんなことないよね、ＡＪは言った。

ＡＪは育ての両親との絆以上に、生物学上の親は自分にどんな意味があるのだろうと、日々考えている。ドナーから生まれたのは驚きだったが、新しく知った事実にうまく向き合っている。育ての親と家庭に恵まれているからだ。

「ぼくはずっと父を自分の父親だと思っていたから、今も変わらない。今まで自分に失っていたものがあると感じたことはなかった」ＡＪは言う。「でもサラは違う。父親の不在をずっと、自分の人生にぽっかりあいた穴だと考えていたから、感じることがずっと大きいんだろうな」

一九一七年、オクラホマ州の不妊症専門医フランク・デイヴィスは、人工授精を優生学のゴールと結びつけると公言した。彼は望ましい遺伝性の特徴をもった子どもが生まれる可能性を増やすために、医療は生殖分野の研究に取り組むべきだと信じていた。[3] この優生思想は、特に第二次世界大戦中のナチスドイツに取り入れられ、歴史的にも人種差別につながっている。

デイヴィスはオクラホマ知的障害者施設の施設長をしていたことがある。その経験から、彼は知的障害や精神障害のある患者は監禁して治療をするべきだと信じるようになった。逆に言えば、優れた遺伝子をもつ人は自分たちの立派な性質をできるだけ多くの子どもに引き継がせ、広めるべきだという考えだ。

彼はキリスト教国における出生率の低下を〝民族的自殺〟と呼び、心から心配していた。女性に手術をするだけでなく、デイヴィスは人工授精も施し、カップルに自宅でもできるようやり方を教えた。彼は自分のおかげで〝多くの不妊症〟が治ったと言っている。

それからすぐ、人工授精の実験が一気に始まった。一九二八年の医学文献の調査では、世界中で一八五件の人工授精が行われ、そのうち六五件が成功し子どもが生まれたと報告している。その調査から一〇年後、人工授精は大ブームを巻き起こし、一九四一年には人工授精で一万人が誕生している。

同じころ、イギリス人の医者メアリー・バートンの提供精子による人工授精の研究が『ブリティッシュ・メディカル・ジャーナル（ＢＭＪ）』に掲載されると、彼女に世界中から批判が殺到した。同じ分野の研究をする当時の男性医師と違い、バートンは女性の不妊症と同じくらい男性にも不妊症があると理解していた。精子ドナーを活用する解決法は議論の的になった。男女の夫婦が、父親と生物学上のつながりのない子どもを育てるという考えに、人々はとまどった。子どもが父親に似ることの利点に反するという専門家もいた――多くの動物のオスは、子どもが自分の子どもだと思うからこそ家族を守るのだ。また、多くの社会が父系制だからという理由もあるだろう。のちに、バートンは自分の研究を通して、夫の精子を使って六〇〇人の赤ん坊をこの世に送り出したことが明らかになった。[4]

一九五〇年代のアメリカでは、およそ二万人の子どもが人工授精で生まれた。一九五三年、アイオワ州のふたりの医者が、凍結精子を使って初の妊娠を成功させた。精子提供がお金になるという意味で、きわめて重大な発見だった。一九五四年に三人の赤ん坊が誕生すると、アイオワ大学のクリニックの近くにアメリカ初の精子バンクが設立された。当時、アイオワ州東部の都市の新聞、『シーダーラピッズ・ガゼット』紙は「死んでから父親になることも可能に」[5]という見出しを載せた。

人工授精を施していると考えられる医者を対象に行われた一九七七年の調査では、四七一件の回答のうち三七九件（全体の八〇パーセント）が提供精子を使っていた。[6]その年、人工授精によって三五七六人が誕生している。ほとんどは医者がレシピエントのためにドナーを選び、ドナーはほぼ地元の大学の学生だった。ドナーは片手で足りる程度の数の遺伝子検査を受けただけで、レシピエントの夫にどれだけ似ているかを基準に選ばれた。

医者が人工授精をした独身女性は一〇パーセントしかいなかった。人工授精が始まったばかりのころ、女性はたいてい一回の生理周期に二度、人工授精を受けた。ドナーは生理周期ごとに変わり、同じドナーを使い続ける医者は一七パーセントしかいなかった。

三分の一の医者が、一回の生理周期に複数のドナーの精子をひとりの女性に注入したと言った。それでは、子どもの本当の父親が誰なのか、判断が難しくなる。同時に法的、プライバシー、そして社会的な理由から、精子ドナーの素性が明かされることもなかった。

体外受精（ＩＶＦ）で初めての赤ん坊が生まれたのはイギリスで、一九七八年のことだ。アメリカでは一九八一年。母親は毎日三回、車を二〇分運転して病院に来ては妊娠を促す薬を注射する必要があった。この手順は何年もかけて改良され、現在ではほとんどの女性が自分で、もしくはパートナーに手助けしてもらって打っている。そのときに生まれたアメリカ人の子ども、エリザベス・カーは現在四〇代で、体外受精と妊娠治療をもっと手ごろな料金で受けられるよう提唱する活動をしている。

営利目的の精子バンクが始まったのは一九七〇年代で、いわゆる〈ノーベル賞受賞者の精子バンク〉と呼ばれた〈リポジトリー・フォー・ジャーミナル・チョイス〉という精子バンクに成長した。世界の極上かつ頭脳明晰な人の精子を集め、その貴重な精子で世界各地にたくさんの天才を産み出すことを目標にしている。[7]

カリフォルニア州エスコンディドで本質的な議論の的になった精子バンクは、二〇年にわたって営業していたが、一九九九年に終了した。創業者の大富豪ロバート・グラハムは、白人至上主義者でナチスドイツの共通な考えである優生学の信奉者だった。

グラハムは世界を遺伝子的に〝優れた〟子どもでいっぱいにすると宣伝し、広範囲にわたって怒りを買い、猛反発を受けたが、それまでにノーベル賞受賞者三人の精子を集めていた。世間の圧力を受けて、三人のうちふたりが自分の精子を使う許可を撤回した。そのふたりが誰だったのかは、今でもわかっていない。

三人のうち唯一残ったノーベル賞受賞者の精子ドナーは、物理学賞を受賞したウィリアム・ショックレーだ。彼は白人至上主義者で、ヒトラーの優生思想の支持者だった。それが知られると、コメディ番組の〈サタデー・ナイト・ライブ〉でさえ、〈ドクター・ショックレーの精子の家〉と題した寸劇をしたうえで「ノーベル賞受賞者の精子バンク」を連呼して茶化した。

グラハムの精子バンクで何人の子どもが生まれたのか明らかにしようとした者もいる（グラハムはノーベル賞受賞者以外からも精子を集めていた）。ジャーナリストのデイヴィッド・プロッツは二〇〇五年の著書『*The Genius Factory*（ノーベル賞受賞者の精子バンク）』で、この精子バンクから二〇〇人以上の子どもが生まれたと結論づけている。

そもそも、秘密やごまかしが問題なのだ。精子の提供がひっそりと始まったせいで、不妊で提供精子を選択をするしかない人々や夫婦は、大きな恥の感情がぼんやりと覆いかぶさってくる気がする。ドナーで生まれた多くの人は、自らの出自について嘘をつかれたり、真実を否定されたりする。真実を知ったとしても、ほとんどの場合、では生物学上の父親は誰かということを知る方法がない。

精子バンクには検査、処置、貯蔵において守るべきガイドラインがある。だがアメリカでは、ひとりのドナーの精子で子どもを何人まで誕生させていいかという規定がない。米国生殖医学会（ＡＳＲＭ）は人口八〇万人の地域において、ドナーひとりに子どもは二五人までと制限しているが[8]、法律ではないので強制することができない。それに、すべてのレシピエントが妊娠や出産の報告をするわけでもないので、精子バンクが気づかないうちにガイドラインの人数を超えていることがあるかもしれない。

問題の理由のひとつは、アメリカ人は、自分が妊娠したことを精子バンクや〈ドナー・コンシーブド・レジストリ〉へ報告するのを嫌がることだ。プライバシーの侵害だし、国家権力に管理されている気がするからだ。だから、アメリカでそんな法律が成立することはありえない。

ドナーの登録制度もないので、ドナーは複数の精子バンクを渡り歩いて精子を提供することができる。

一方、ドナーが子どもを何人まで誕生させていいか、厳密な上限を定めている国や地域もある。イギリスでは、ドナーが精子を提供できるのは一〇家族までと定められている。オーストラリアの多くの州では、レシピエント側にも守るべき法律があり、五家族以上で子どもを誕生させたドナーの精子を使うのは禁じられている。オーストラリアではこの制限による精子の不足を補うために、なんとほかの国から精子の輸入をしている。だが輸入した提供精子は元の国ですでに広く使われていることが多いため、これから誕生する子どもは海外に何ダースものきょうだいがいるかもしれない。

ひとりのドナーから何人の子どもが生まれたかを把握することが難しいのは、アメリカの精子バンクが歴史的にずっと、提携ネットワークを介して精子を融通しあってきたからだ。ドナーにはひとつの番号が与えられているが、その精子は世界中の複数の精子バンクで使われる。そのため、各ドナーが何人の子どもを誕生させたかを追跡するのはさらに難しくなった。

精子委託プログラムというものもあり、精子バンクが不妊治療をするクリニックに精子を提供し、保管してもらう。レシピエントにとって、このルートの精子は安くてお得だが、選ぶ精子の選択肢が少なく、古い場合もある。頻繁に提供していないドナーの精子が多いので、もし子どもが誕生して、また同じドナーの精子できょうだいを産みたいと思っても、精子が手に入らないかもしれない。この委託プログラムも、ひとりのドナーが誕生させた子どもを追跡し限定するのを難しくしている。〈シアトル精子バンク〉でも、ウェブサイト上でさりげなく、ドナーの同意がある場合は、委託プログラムを行うことがあると言及している。[10]

精子バンクはドナーの提供精子の上限を定める自主規制に失敗したことに気づいていると、ドナーで誕生した人たちは指摘している。その失敗は明らかだ。精子ドナーで誕生した人たち向けのウェブサイトで互いを見つけた〝きょうだい〟グループの多くの人は、同じドナーの精子を、それぞれの両親が国のあちこちで手に入れているのだから。海外で手に入れた親もいた。

ひとりのドナーが複数の精子バンクに精子するのは禁止されているわけではないが、その状況があまりにも広範囲に及んでいるので、ドナーで誕生した人たちは、精子バンクは限度に達していそうな、もしくはすでに限度を超えているドナーの精子の提供と拡散を、見逃しているにちがいないと言っている。

ドナーで誕生した人たちは互いに結びついて組織化し、二〇一一年、〈USドナー・コンシーブド・カウンシル（USDCC）〉をつくった。この非営利のボランティアによって運営されている支援団体は、主にドナーで誕生した人たちと、レズビアンやゲイの両親からの個人的な寄付によって活動している。自分たちの声を国や地元の行政機関に届けたいという運動の高まりを示す団体だ。団体の目標は、ドナーで誕生した人たちが直面する問題への支援を厚くするよう、生殖補助産業に変化をもたらすことだ。

だが団体は特有の難しさに直面している。彼らが最終的に法に働きかけようとしていることは、基本的に、まだ生まれていない命に関わることだ。一九七三年に中絶の権利を認めたロー対ウェード判決以降、これから生まれてくる命のための権利を認めるよう声をあげたら、中絶に反対する人たちが賛同して集まってくるのではないか、と心配する人もいた。

ＵＳＤＣＣのリーダーは自分たちの活動理念についてきっぱりと述べている。自分たちの活動はすべて、これから生まれてくる命の権利を確立することだ。そのための法律制度ならば、どの分野についても草案作りに協力したいと考えている。

二〇二二年一〇月、生殖補助産業の業界関係者はＵＳＤＣＣや他の関係者を集め、初めて会合のようなものをロサンゼルスで開き、ドナーで誕生した人々の懸念に耳を傾けた。複数の精子バンクと卵子バンク、ＲＥＳＯＬＶＥ：ナショナル・インファティリティ・アソシエーション、業界の専門家、メンタルヘルス専門家、弁護士、そして学者も参加した。話題はドナーが精子を提供できるレシピエント家族の具体的な限度数を決めることは可能かということ、病気の記録を数世代にわたって残しておくことの重要性、そして子どもが一八歳になったらドナーの素性を明かす必要があることだった。

しかし、業界は大幅な変更に渋い顔をした。生殖補助産業に関して、これ以上の法律が制定されると精子の値段の高騰につながる。つまり、より多くの人々が規制外の精子マーケットへと流れていくと警告した。

結成してから最初の六ヵ月、USDCCは、法改正を求める〈ドナー・コンシーブド・パーソンズ・アンド・ファミリーズ・オブ・ドナー・コンシーブド・パーソンズ・プロテクション・アクト・イン・コロラド（ドナーで誕生した人とその家族を守るコロラド州の会）〉の支援をした。その法案は、コロラド州では匿名による精子と卵子の提供を禁止するというもので、コロラド州に住む人間がほかの州へ行って匿名で提供するのも禁止した。コロラド州における精子と卵子のドナーは、子どもが一八歳になったら自分の素性を開示すると同意する必要がある。

さらに、コロラド州の法律では、子どもが一八歳になったら、ドナーは自分の病歴を伝えなくてはならない。ドナーの病歴を定期的に更新するために資料を集める責任は、最初に精子や卵子を集めた仲介者や精子バンクの肩にかかっている。ドナーで誕生した子どもの両親は、ドナーの病気の記録（無記名）を閲覧する権利がもてるようになった。

その法律は、ひとりのドナーの精子が提供されるのは二五家族までという限度も定めた。これはすでに実施している精子バンクに倣った。たとえば、〈フェアファックス・クライオバンク〉は自社の広告のなかでアメリカ国内で二五家族、海外で一五家族と宣伝している。USDCCによると、現在、この限度数が適用されつつあるそうだ。

前述のコロラド州のように限度が決まっているとしても、レシピエントは、ドナーが国内、国外合わせれば四〇家族まで子どもを誕生させることができると理解しなくてはいけない。USDCCのアドバイザーで、自身もドナーで誕生したジェイミー・スピアーズは言った。もし各家庭に子どもがふたり生まれたら、ひとりのドナーから全部で八〇人が生まれていることになる。

USDCCにとって、家族の数を制限することはとても重要な問題だ。ドナーで誕生した人たちはすべての〝きょうだい〟と関係を維持するのに苦労しているからだ。

一方、卵子ドナーについては、提供の段階で匿名ならば、コロラド州の法律では五回までしか採卵できない。だが卵子ドナーが二〇代ならば、一度の採卵で何ダースもの健康な卵子をとることができるだろう。

コロラド州の法律は教育や啓発についても定めている。ドナーから精子や卵子の提供を受けて親になろうとしている者は、子どもの出自を秘密にすると家族の絆が損なわれる可能性があること、ドナーで誕生した子どもにはドナーの素性を知る法的な権利があることを、事前に知らなくてはいけない。

同じような法律が最近、メリーランド州とカリフォルニア州で否決されたので、この問題について進歩を遂げたのは、コロラド州ただひとつだ。ジェイミーはUSDCCが他の州での法律化を目指す計画はあるかという質問をやんわりとかわしたうえで、自分たちは様々な州の法律家と面会し、その地域の考えを調査し、各州の二〇二四年の立法議会に向けて準備をしていると言った。

こうした法律制定に反対している人たちが心配しているのは、法律が予期せぬ結果を招くことだ。たとえば、精子バンクによっては、法律の定めに従うと多額の経費がかかるため、その州での営業をやめる決定をするかもしれない。コロラド州には精子バンクが一社しかないので、もしその一社が、他の精子バンクに対抗できず、廃業してしまったら、コロラド州の住人が困ることになる。

また、ひとりのドナーから誕生する子どもの人数を制限すると、精子バンクを財政的に苦しめる懸念もある。クリニック内での精子提供に同意してくれる男性はもともと極めて少ないからだ。精子バンクは精子を値上げするかもしれない。ひとりのドナーの精子でこれまでと同じ利益をあげることができないという理由を挙げるだろう。これは深刻な問題だ。精子と生殖補助医療の急激な値上げによって、すでに多くの家族が打撃を受けている。

〈カリフォルニア・クライオバンク〉では実際に〈ドナー・リザーブ〉プログラムを用意して

いる。向上心に燃え、この特別なプラチナ・プログラムに七万ドルを払うことができる未来の両親は、自分たち専用の精子ドナーをキープすることができる。しかも、追加する精子の料金も込みだ。シルバー・プログラムは利用家族数を絞り、ひとりのドナーから生まれる子どもをふたりから一〇人まで。料金はひと家族につき三万五〇〇〇ドル、精子の追加は小瓶《バイアル》一本につき三〇〇〇ドルだ。このことから、精子バンクが顧客の要求に応えながら、これまでより高額な値札をつけても利益が維持できるよう、利用家族の数を制限していることがわかる。精子バンクはこれまで、それぞれのドナーからできるだけ多くの子どもを誕生させることで利益をあげてきた。多くの精子バンクは現在の風潮に合わせてその考えを改めようとしているが、精子バンクもビジネスなので、利益を維持しようとする重圧は大きいことだろう。

シンディ・スピアーズは精子バンクに騙されたと、不信感を抱えている。精子バンクは彼女の子どもや、同じドナーから誕生した子どもたちよりも利益を優先したからだ。〈クライオジェニック・ラボラトリーズ〉は、のちに〈フェアファックス・クライオバンク〉と合併した、アメリカ国内でも有数の大手精子バンクだ。シンディは一九九五年に一万五〇〇〇ドル以上支払い、自分のドナーの精子を七五バイアル分、彼女が言うには在庫のすべてを買いあげた。〈クライオジェニック・ラボラトリーズ〉はシンディに、同じドナーの精子を使って子どもを産んだのは五家族未満だと伝えていた。シンディがドナーの精子の在庫を買い占めたのは、娘のジェイミーと、将来生まれるであろうジェイミーの子どもに何ダースものきょうだいやいとこが存在する事態を避けたかったからだ。

だが、精子バンクは翌年そのドナーを呼び出し、彼の精子で誕生した子どもがいるふたつの家族が、きょうだいを産むことを望んでいると説明し、精子の提供を求めた。広範囲に及ぶ記録と、ジェイミーより年齢の若いきょうだいが存在することから、そのドナーの精子は二〇〇六年ごろまで提供され続けていたようだ。

そのドナーによると、一九九六年に精子バンクに呼び出されたとき、担当者は今回の精子提供は過去に彼の精子で子どもが生まれた家族にだけ提供すると言われたそうだ。

一九九六年を最後に、彼は精子提供を行っていない。自分のDNAがその後もさらに多くの子どもの誕生に使われ続けていたと知って、彼は仰天した。

ジェイミー・スピアーズには、わかっているだけでも、一七歳から三一歳まで、三七人の異母きょうだいがいる。家系図ウェブサイト、〈ドナー・シブリング・レジストリ〉、そして独自に調べたのだ。慎重に計算した結果、シンディとジェイミーは、精子バンクがそのドナーの精子が入ったバイアルを一七〇〇本販売したと見積もっている。

「精子バンクが精子を融通し合っているなんて、考えもしなかった」シンディは言った。「一九九五年当時、世界的にもそんな流れはなかったし。まさか精子バンクが精子を交換しあうなんて」

今ではシンディとジェイミーは、複数の精子バンクが業界のネットワークを活用してバイアルを共同で使っていると確信している。精子バンクは自分たちがそのドナーの精子を引き続きアメリカ中で、そして不明瞭な使い方をすると知っていたくせに、シンディから精子を買い占める費用として多額のお金を受け取ったのだ。

シンディはジェイミーを心から愛しているが、娘を産むために匿名のドナーの精子を選んだことを、あとになってどれほど後悔するか、当時は想像もできなかった。シンディが匿名の精子を選んだのは、子どもの生物学上の父親がこの先どこかで親権が欲しいと言ってくるのを恐れたからだ。彼女は一九八〇年代から一九九〇年代にかけての親権にかかわる判決を調べ、レズビアンのカップルが生物学上の父親である異性愛者に子どもの親権を取られた凡例をいくつも読んでいた。シンディは同性愛者なので、できるだけリスクを排除したかったのだ。

ごく幼いころからジェイミーはいつか生物学上の父親に会うことを楽しみにしていたが、シンディは娘が父親に会ったら何か起こるかもしれないと心配していた。

「ささやかな家庭を守るために一生懸命になったせいで、むしろ失敗してしまったの」シンディが言った。

「母はわたしが三歳になる前から、わたしがどう生まれたか教え始めたの」ジェイミーが言った。「体のパーツって言葉を使ってた。赤ちゃんをつくるには女の子の体のパーツと、男の子の体のパーツがいるんだよ。だからママはお店に行って男の子の体のパーツを買ってきたのって」

ジェイミーは子どものころからずっと、この話を聞かされて育った。シンディはドナーを、〈お店で買ってきた体のパーツ〉にすり替えようと必死だった。

ジェイミーはほっそりとした体つき――少しひ弱そう――白い肌、そばかすのある顔、ウェーブのかかった長い茶色い髪に、彼女のこれまでの二六年間が隠れている。若さと同時に、自分に向き合ってきた年月の重みがにじみ出ている。はきはきした話し方、よく考え抜かれた率直な言葉、そして静かな強さ。ジェイミーはドナーが誰か知りたい、いつか会ってみたいとまで、早い段階で母親に伝えていた。

ティーンエイジの終わりには、ジェイミーは彼女が言うところの〈奇行〉に走っていた。自分のドナーを描写した記述に合う男性に片っぱしから電話をかけて「精子を提供したことがある?」と尋ねたのだ。

「だいたいガチャンと電話を切られたわ。そりゃそうよね」ジェイミーは言った。

ドナーをいなかったことにしたい母親と、ドナーに会いたい娘の関係に深い亀裂が生じたこともある。現在のふたりの関係は良好だが、シンディは今でも匿名のドナーを利用した自分の判断を悔やんでいる。自分の後悔について話すと、すぐに涙が溢れてしまう。

シンディには精子バンクで匿名のドナーを選ぶ人がいる理由も、規定外のアプリなどで名前もわからない精子ドナーを探そうとする人がいる理由も理解できる。どちらもドナーに子どもを取られる心配から、そうしているのだ。だがシンディはようやく、心配しても仕方ないと気づいた。娘のジェイミーがドナーに会いたいと願う気持ちと、ジェイミーが母である自分を愛している気持ちは、まったく関係がないからだ。

ドナーに会いたいと願うジェイミーの気持ちを受け入れ、ドナーを捜す手伝いをするようになってから、シンディとジェイミーの絆はさらに深まり、何でも話せるようになった。

「この件を話し合えるようになって、まだ数年。ママはずっと、匿名のドナーの存在に苦しめられていた」ジェイミーは言った。

ジェイミーとシンディが早くドナーと連絡を取りたいと考えたのは、ほかにも深刻な理由があった。ジェイミーには遺伝性の病気があり、ドナーに病気があると事前に知っていたら、もっと備えることができたからだ。母と娘はわたしに訴えた。ドナーは自分の妹が病気で死んだことを精子バンクに伝えたが、精子バンクはドナーの病歴を更新しなかった。ジェイミーはドナーの妹と同じ病気だ。〈USドナー・コンシーブド・カウンシル〉は、たとえ廃業したあとでも、ドナーの病歴を更新し続けることを精子バンクに求めようとしている。

匿名のドナーを使う決断をした罪悪感に加え、ほかの多くのレシピエントと同じように、シンディは娘が自分のミニチュアのクローンでないことにショックを受けた。そのせいで、母と娘は時々衝突する。弁護士にしてはロマンチストで如才ないシンディと違い、ジェイミーは率直でさばさばしている。ジェイミーは念願のドナーとの面会を果たして、すべての謎が解けた気がした。自分の特徴の多くが——母とまったく違うところを含めて——鏡で映したように生物学上の父親と同じだった。

「ジェイミーは彼のミニチュア版だったの」シンディはジェイミーとドナーについて言った。

シンディは特に数学の分野を得意とする優秀なドナーを選んだ。ジェイミーとほかの子どもは全員、数学が得意だ。

「わたしにはみんな、エイリアンみたいだった」シンディは言った。

ドナーとの面会はジェイミーの人生の転換期になった。だが一夜にしてそうなったわけではない。

一二歳からずっと、ジェイミーはドナーのファイルを調べ、彼を見つけ出そうとしていた。そのうち見つかるだろうと考えていた。ドナーは珍しい博士課程に在籍していたので、それを手掛かりに、一四歳になったジェイミーはドナーがいた学校を割り出した。

「そのころから、精子バンクについて調べ始めた」ジェイミーは言った。「当時、ドナーのほとんどは、精子バンクのそばにある大学の学生たちだった。だから、遠くの大学は除外して、絞り込んだの」

一般向けのDNA検査が流行り始めると、ドナーを特定するために、オンライン上の遺伝子記録と博士課程の記録を照らし合わせた。ジェイミーはドナーのファイルにあった情報をもとに、自分のアパートメントの壁に家系図《ファミリーツリー》を書いた。ドナーに近いDNAをもつ人を見つけ、その人を含む親類縁者の家系図で公表されているものを捜し出し、家系図に付け足していく。その作業を繰り返していくうちに、博士課程の記録にあった名前が入っていない家系図にたどり着いた。追加の調査をしてみると、ドナーにつながるはずの家系図に、氏名を変更した記録があるる人物を見つけた。その人は博士課程の論文を発表する前に、法的に名前を変えていた。

彼女は何年も距離を置いていたが、ドナーの正体がわかって満足した。ほかの異母きょうだいたちもパンのかけらを拾うようにして同じ道をたどっていたと、あとになって知った。ジェイミーと異母きょうだいたちは、仲間内の冗談として、彼を〈ミスター・DNA〉というあだ名で呼ぶようになった。

ミスター・DNAはジェイミーに、自分の精子からそんなにも多くの子どもが誕生していたなんて考えたこともなかったと言った。

ジェイミーはこの一年、生物学上の父親と連絡を取っているが、その正体を特定したのは六年前だった。

一年前、ミスター・DNAは自分の精子から誕生した子どもたちのフェイスブックのプロフィールを閲覧しているうちに、偶然、ジェイミーの異母きょうだい仲間のひとりに友達申請をした。友達申請を受け取った彼はすぐにジェイミーに連絡し、ふたりでいっしょにミスター・DNAにメッセージを送った。メッセージに気づいてもらうまで少し時間がかかったが、ミスター・DNAはふたりとつながったことを喜んだ。

「ミスター・DNAは〈ドナー・シブリング・レジストリ〉でわたしたちのSNSを見つけて、何年も前から遠くから見守っていたそうなの」ジェイミーは言った。ジェイミーが連絡をするまでに、ドナーは三七人いる子どものうち一七人と交流していた。

ジェイミーとミスター・DNAの人生を結びつけた偶然は、これ以上ないハッピーエンドをもたらした。ふたりは意義のある絆を築き、ジェイミーは彼とつながったことで出自を知り、自分をより理解することができた。

ミスター・DNAはわたしにメールで、ジェイミーとの出会いは「豊かで価値のある経験だった」と教えてくれた。

「ぼくたちの共通点にはいつも嬉しい驚きを覚えるよ。とてつもない好奇心とかね」

ジェイミーと話をするうちに、彼は徐々に匿名の精子提供についての自分の認識を改め、子どもたちに悪影響を与えることがあると理解するようになったそうだ。

「ぼくがその誕生に一役買ったジェイミーたちが大人になり、自分たちの経験を言葉にするようになった。自分たちの必要としていることや要望を表明し、出自を知ることで自分たちを理解しようとしてきた。ぼくの病気の記録にアクセスし、きょうだいとつながり、ぼくとの共通点を知り、しかもぼくと交流してくれる」

彼は自分が精子を提供したときから世界は劇的に変化している、生殖補助産業は時代に合わせて変化するときが来ていると指摘した。

「変化に対応し実際の状況に合わせるためには、それしかない。自分がドナーで生まれたと知ったらショックだろうし、しかもきょうだいが四〇人もいると知ったらショックどころじゃないだろう。想像すると胸が痛むよ」

7章 デザイナー・ベビー

インスタグラムが全盛のこの時代、ちまたにはマタニティフォト、そしてそれに続く生まれたての赤ちゃん、ママと赤ちゃん、一歳になるまでの毎月の記念写真が溢れている。現代のアメリカ人は、誰もが可愛いと認める赤ちゃんを産みたいと考えている。

見た目重視の風潮と、〈いいね〉の数で自分の価値や社会的地位が決まるという考えから、いわゆる〈デザイナー・ベビー〉を産むために、規制外の精子市場に集まってくるレシピエントがいる。とあるフェイスブックのグループでは、理想の赤ちゃんの顔の合成写真を投稿している女性たちがいるが、思い描いていた顔形の特徴をひとつももたない赤ちゃんが生まれたら、さぞかしがっかりするだろう。

たとえば、絶対に黒髪、鼻はこの形、と指定してドナーのリクエストをするレシピエントがいる。アフリカの特定の国にルーツがあるドナーはお断りと明言しているレシピエントもいる。

その国の民族の顔の特徴が、彼女の好みではないからだ。さらに、白人やアジア人に限定してドナーを探す黒人女性もいる。肌の色が薄い子どもか、アジア人と黒人のハーフの子どもを産みたいと望んでいるからだ。

特定の人種と顔の特徴の組み合わせをもとにドナーを選ぼうとするレシピエントがいるのは仕方ない。精子バンクのウェブサイトでも、特定の人種や民族、瞳や髪の色でドナーを選ぶ人がいる。フェイスブックでも青や緑の瞳のドナー、肌の色が薄めの黒人のドナーが人気だ。

自分のパートナーが精子をつくることができない場合（不妊の男性、同性愛者の女性、トランスジェンダーの男性など）、そのパートナーによく似たドナーを探すレシピエントもいる。だがたいてい、ドナーを指定するリクエストは、レシピエントが自分の子どもに望む（もしくは、望まない）身体的特徴を挙げているだけのようだ。

アメリカの人種的平等を推し進めるために非白人の子どもを産もうとする白人女性もいる。わたしは人種の交わりに反対するつもりはないが、どうしても違和感を覚えてしまう。彼女たちは人種が混ざった赤ん坊を産むことで何らかの社会的名声を得ることができると信じているだけで、子どもに本来の人種の文化や価値観にも触れる環境を用意しようとまでは考えていない。

「非常に危険なことです」ラトリスは言った。彼女はアフリカ系アメリカ人のレズビアンで、スーパードナーのロンの協力を得て赤ちゃんを産み、現在、パートナーといっしょに一歳半の子どもを育てている。

「白人女性がそういう理由で黒人のドナーを探しているのを見ると、すごく苛ついて、もやもやしたわ」彼女は言った。「アメリカで黒人の子どもを育てるのは、白人の子どもを育てるのと、まったく違うのよ。黒人と白人のハーフの赤ちゃんを育てようと決めたら、ある程度必ず、黒人のコミュニティに入らないといけない。でも、うまくやっていくのはすごく難しい。白人の子どもを産めば経験しないで済む苦労よ」

ジェニファーは白人の選択的シングルマザーで、ふたりの娘を育てている。彼女は精子ドナーを選ぶとき、そもそも人種の問題で悩みたくなかった。自分に正直に問いかけてみて、非白人の子どもを育てるのは無理だと判断した。

「頭のなかで、リベラルを気取ったわたしがささやいた。あら！　人種なんて関係ないわ。どんなドナーだって大歓迎！　でも気づいたの。だめだ。そもそも有色人種のドナーはすごく少ない。彼らを本当に必要としているレシピエントのために取っておかないと。彼女たちの選択肢を、わたしが取るのはフェアじゃないって。わたしは白人で、ほかの白人女性と同じように、身近に親しく付き合っている黒人がいるわけじゃない。しかも、わたしが住むペンシルバニアは、多様性に富んだ地域じゃない。人種の混ざった子どもを育てるのは、難しい。だから、わたしはドナー選びの第一条件は、白人であることにしたの」

規制外の精子市場では、精子バンクと違って、ドナーはどのレシピエントに協力するか、どのレシピエントは無視するかを決めることができる。つまり、多くのドナー、特に洞察力のあるドナーは、真摯に親になりたいと願うレシピエントを選ぶ。デザイナー・ベビーを産みたいという願いの方が大きいレシピエントには近づかない。

それはつまり、不純な動機でレシピエントを選ぶドナーもいるということだ。

レズビアンのモニークはパートナーとフェイスブックで精子ドナーを探し始めたとき、良いドナーに興味をもってもらうためには工夫が必要だとわかっていた。三八歳で主婦のモニークは時間をかけてよく考え、丁寧にアピール文を作成した。わたしたちは教養があり、経済的にも安定しています。赤ちゃんのために、心の準備も万端できています。ふたりの写真も添え、〈投稿〉をタップし、そして返事を待った。さらに待った。

最初の投稿にはひとつのコメントもつかず、ふたりに興味をもって、手を差し伸べようとするダイレクトメッセージもまったく来なかった。

「白人のレシピエントはコメント数を見ただけでも、たくさんの返事を受け取っているのがわかるわ」モニークは言った。彼女はアフリカ系アメリカ人だ。彼女の言う通り、白人のレシピエントは最小限の自己紹介を投稿しただけでも、たくさんの返信が来る。さらに自撮りしたセクシーな写真を投稿しようものなら、やる気満々のドナーから何十件ものコメントが集まる。

結局、規制外の精子市場は実際の世界の縮図で、同じ人種差別と偏見が存在する。それにもかかわらず、多くの有色人種の女性がフリーランスの精子市場に足を踏み入れるのは、専門の医療機関を頼っても、妊活に充分な支援を得ることはできないと感じているからだ。精子バンクには黒人ドナーの登録がほとんどないことに不満を覚える人もいる。アメリカ国内の四大精子バンクのドナー登録者数を見ても、黒人ドナーは一から四パーセントしかいない。アジア系は四から六パーセントだ。ドナーの数の少なさから、フリーランスの精子ドナー市場に精子を求めて人が流れていく。

「つまり精子バンクでは有色人種の女性は対象外なわけ。そもそも精子の提供を受けるレシピエントとして想定外なんです」カミーシャ・ラッセルが言った。彼女はオレゴン大学の哲学の准教授で、著書『*The Assisted Reproduction of Race*（人種の生殖補助）』では生殖補助医療における人種関連の考えを論じている。

モニークが感じているもうひとつの問題は、白人ドナーのなかには黒人女性フェチが交ざっていたり、彼女に性的な特徴づけをしたりする人がいることだ。

「大きなお尻が好きなのよ。もしくは単に、黒人女性を性的な嗜好のジャンルのひとつとして考えているみたい。わたしたちが人としてきちんとしていて、母親になるにふさわしい資質を持ち合わせているかどうかなんてまったく考慮されない」モニークは言った。「個別にコメントをくれた白人男性がいたとしても、彼らはいつも自然授精をしたがるの。セックスがしたいだけなのよ。コメントは〝きみに協力したい〟とかじゃなくて〝きみの写真を送ってくれる?〟ばっかりよ」

「よくわからなくなるの」レシピエントのローズ・マリーが言った。彼女はフェイスブックグループの世話人で、彼女のドナーはスーパードナーのアリ・ナーゲルだ。「正直に黒人女性が嫌いだからドナーになりたくないと言ってほしいのか、それとも〝今回は興味なくて〟と言ってほしいのか。ドナーがわたしに興味を示さないのは人種のせいとは断言できない。でも時々、人種のせいだと思うときもあるわ」

わたしはたくさんの黒人女性と話をしたが、彼女たちはフェイスブックグループで人種が問題になっていると感じたことはないと言った。ただ、男性たちに性行為を強要されることにうんざりしている。

だが、ジョナという名前の人工授精専門の白人男性は、わたしに語った。「自分は黒人女性には滅多に精子を提供しない。彼女たちの投稿を見ると文法が滅茶苦茶なんだ」これはあくまでも彼の意見だが、「きっと収入は少ないだろうな、と思うんだ。養育費を求められるかもしれないだろ」彼はこんなことも言っていた。「彼女たちのプロフィールの写真を見ると、マリファナを吸っていたり、中指を立てたりしてる。そんな女性、一〇〇パーセントお断り。わかるだろ?」

ジョナは続けた。「ぼくは人種差別主義者じゃないけれど、多くのアフリカ系アメリカ人のレシピエントは、ほとんど、フルセンテンスの文章を書けないいんだ」ジョナは言った。「それに態度がとても、とてもだらしない。だいたいそんな印象なんだ。どの人もまともな収入がなさそうで、そう思うと、とても精子の提供なんかする気になれない」

この露骨な人種差別の姿勢は、フェイスブックのコミュニティで黒人女性から耳にした話の裏付けになった。彼女たちは無意識に人種差別をする人の存在のせいでドナーを見つけることができずもがいている。

たいてい、不妊に悩んでいる黒人女性の窮状は、社会において目に見える問題としてあらわれることはない。生殖補助医療クリニックでさえそうだと、カミーシャは言った。

「不妊に悩む黒人女性は、やたらと子だくさんで生活保護を受けることになる有色人種女性のステレオタイプとは違います」

世間に軽んじられてきた共同体には根深い医療不信があると、カミーシャは証言した。生殖補助医療も同じだ。黒人は断種や長期避妊を強要され、医療業界から虐待を受けた長い歴史がある。

医療業界の組織的な差別を考えると、アメリカの歴史をずっと遡ることになる。J・マリオン・シムズは一八〇〇年代中ごろに産婦人科分野の手術法を開発し、膣鏡を発明したことで〈婦人科の父〉と呼ばれている。だが実際は、医学の進歩のためという名目で奴隷の黒人女性に同意も麻酔もなしに手術をした残酷な男だ。[1]

問題は二〇世紀になっても続いた。一九七三年の訴訟によると、一〇万人以上の気の毒な――そして優れたアフリカ系、ラテン系、先住民の――女性に、強制的に断種手術が行われた。断種は一九〇七年から一九三二年にかけて行われた。その間、三二の州に、知的障害、もしくは自らの面倒を見ることができない女性に政府が断種を行うのを認める法律があった。[2]

ほとんどの断種法は廃止されているが、わたしの住むワシントン州では似たような法律がまだ残っている。

「黒人の子どもはもういらないって、世間は思ってるの」ラッセルが言った。

言い換えると、医学の歴史と研究は長いあいだ、すべての患者のニーズ、特に女性、人種や民族的少数者、そしてLGBTQ＋の人々のニーズを取りこぼしてきたわけだ。生殖医療のクリニック、医者、そして精子バンクでさえ、誰がどんな処置を受けるかを決定する門番を気取るときがある。

「アフリカ系アメリカ人の女性は医療の現場で、ひどい偏見を持たれる経験をしています」アレクシス・S、フリーランスの精子市場のアフリカ系アメリカ人レシピエントは言った。彼女はファーストネームと名字のイニシャルだけの名前を使うという条件で、インタビューに答えてくれた。アレクシスは反社会的なヒッピーの自分を冗談で笑い飛ばす、笑顔の明るい女性だ。彼女は大きな清掃会社に勤めるかたわら、商売の勉強もしていて、未来の子どもにきちんとした生活を与える自信もある。

アレクシスはアセクシャルでアロマンティックだ。つまり、他人に性的欲求や恋愛感情を抱くことが少ない、もしくはまったくない。彼女は選択的シングルマザーを目指し、フリーランスの精子ドナーを探しているところだ。精子バンクの利用をあきらめたのは、費用が高額なことと、医者たちの黒人女性への態度に心底がっかりしたからだ。

「黒人女性にはいつも〝タフ〟や〝強い〟といったラベルが貼られている気がするわ。そのせいで、病院で自覚症状を訴えても、すぐには信じてもらえないの」彼女はつけ加えた。「救急車で何度か運ばれたんだけど、どんなにひどい痛みや自覚症状を訴えても、いつも真剣に話を聞いてもらえない。だから、わたしがステージ四の子宮内膜症と子宮筋腫を患っているとわかるまで、一六年もかかったの。その経験がわたしの口にずっと苦く残っていて、クリニックで治療をする気になれないの。それに、選択的シングルマザーだと言うと、どんな扱いをされるのか不安でいっぱい。きっと山ほど質問されると思う。父親は誰ですか？　とか。それで、苛々するうちに、わたしは選択的シングルマザーなの！　文句ある？　って、言っちゃいそう」

　モニークは人種差別主義のドナーを見つけると苛立ち、腹が立つので、関わらないようにしている。黒人女性を一括りにするステレオタイプや偏見は、彼女の人生をずっと悩ませてきた。彼女はオンラインの世界で粘り強くドナーを探し、ロンとつながった。彼はセックス依存症が再発しないよう、精子提供は人工授精（ＡＩ）だけと決めていた。

「ロンを選んだのは、彼が最初に大切な質問をしてくれたから。滅多にないことよ」彼女は言った。「普通はみんな、こう尋ねてくるの。ぼくについて知りたいことはあるかい？　って。だから、ロンがこう尋ねてきたとき、ぐっときたの。仕事はなにをしてるの？　体は健康かい？　って。彼はわたしが良いレシピエントか確かめようとしたのね」

　ロンはたくさんの厳しい質問をした。なぜ子どもを欲しいのか？　どんな母親になりたいか？　モニークとそのパートナーは子どもになにを与えることができるのか？

「そうして彼に会ったら、こう言ってくれたの。なにもいらないよ、子どもが健やかに育っているってわかればそれでいいって。フェイスブックに子どもの写真を投稿すると喜んでくれる。純粋に、自分のＤＮＡを引き継いだ子どもが生まれて、その子どもが大切に育てられているってことを知りたいのね」

　サラはこれまでの人生、〝白人っぽさ〟に執着してきた。フランス人の血が四分の一入っていると自慢するためだ。ごく小さなころに見た、カヴェの精子ドナーのプロフィールにフランス人のハーフと書いてあったからだ。

　嘘八百だ。

「ただのイラン人だったら、ぼくの精子を欲しがる人なんていないと思ったんだ」カヴェは言った。「就職活動中だったけど、両親はイラン人で、当時こう思った。正直に言ったらどこにも雇ってもらえないかもしれないぞって。母はフランスかぶれだったから、親の片方はフランス人だと言ってみたんだ」

　サラはこの新しい嘘を知ってもやもやした。学生時代ずっとフランス語を勉強してきたのは、ドナーがフランスに縁があると信じていたからだ。サラ自身にもイラン人への偏見があったものの、カヴェがイラン人の血統を低く考えたことによって、サラは〝大きな〟問題を抱えることになった。

「わたしはびっくりして、怒りでいっぱいでした」彼女は言った。「長いあいだ、自分がユダヤ人とイラン人の血をひいていることに、心のなかで人種差別と劣等感を抱えて生きてきました。そのなかで唯一の救いは、フランスの血が混ざっているということでした。フランス人はすごく〝白人っぽい〟から。わたしは白人だらけの環境で育ちました。自分にフランスの血は一滴もないと知って、自分は有色人種だという現実を突きつけられました。それから、わたしは自分の民族性とその歴史について深く考え込むようになったのです」

サラが許せないのは、カヴェがこの三三年間、精子バンクに自分の嘘を訂正しようとしなかったという事実だ。

カヴェはサラに謝罪した。彼は自分のしたことを反省していると言った。

「嘘をついて恥ずかしいと思ってる」カヴェは言った。

AJもまた、自分の誕生のもとになった卵子提供者と精子提供者の、人種と民族問題で悩んでいた。なぜなら、彼は白人かつユダヤ人の両親に育てられ、ふたりを実の両親だと思っていたからだ。

「ぼくは小さいころから、どんな人種にも解釈できる見た目で」彼は言った。「もうずっと昔から、そうだな、物心がついたころから、よく周りの人にきかれた。どこの国の人？　って。だからもちろん、小さいぼくは両親に尋ねた。母はドイツ人とルーマニア人のハーフで、アシュケナジ（東欧）ユダヤ人だ。父は彼自身の父親を知らなかった。だから、ぼくの見た目について説明しようとしても、説明しきれないという謎のXという要素があった」

ＡＪの父親は、自分の父親は南スペインの出身だったと言うようになった。濃い肌の色の説明にちょうどよかったからではないかと、ＡＪは考えている。

「あまり深く考えないで育ったんだ。両親の答えはいつも曖昧だったから。今ではその理由がわかるけど」

自分がドナーで誕生した子どもだと知り、ＡＪは〈23アンドミー〉で遺伝子検査をしてみた。彼は初め、違う人の結果が届いたと思ったそうだ。結果はイラン人が五〇パーセント、アジア人が四〇パーセントだった。アジアの国の内訳はインド、モンゴル、中国、韓国、インドネシア、そしてマレーシアだ。

「仰天したよ。自分にアジアの血が入ってるなんて、考えたこともなかったから。ちょうど大学に入ったころで、自分のアイデンティティを探る特別な時期だろ？ そう思って、大学の〈アジア・太平洋諸島系アメリカ人〉のメンタープログラムを主催しているクラブに入ったんだ。いま振り返ってみると、ちょっと失敗だったと思うけど。ほら、ぼくはまったくアジア人に見えないし。少し混ざっているようにも見えないからね。でもよくわからないけど、自分なりの結論を出した。ＤＮＡ検査に間違いないはずだって」

数ヵ月後、ＡＪはインド人の友だちに遺伝子検査の結果を話すと、信じてもらえなかった。そこでスマホを出して証拠を見せようとすると――驚いたことに――結果が変わっていた。今度にイラン人が五〇パーセント、アナトリア人（アジア大陸最西部、現在のトルコのアナトリア地域に住んでいた民族）が一〇パーセント、中央アジア人が四〇パーセントだった。中央アジアが入ったのは、卵子ドナーがウズベキスタン人だったからだろう。

「そんなわけで、東アジアはぼくに縁もゆかりもなかった。大学の最初の一年をずっと〈アジア・太平洋諸島系アメリカ人〉クラブで過ごしたのに。思い返しても、なにがなんだか……。メンタープログラムの仲間に、いつもこう言ってたんだ。ああ、うん、ぼくがアジア人に見えないのはわかってるよ。でも、ここはぼくにふさわしい場所なんだって……なんだかなぁ、まったく。穴があったら入りたいというか、やらかしたっていうか。笑えるよね」

アイデンティティを知ることで、ＡＪはかえって足元が不安定になった。国勢調査などの回答用紙で、もう〝白人〟の欄にチェックをつけることはできない。だが、ほかにチェックをつける欄があるかというと、そう簡単ではなかった。

「アメリカの人口調査や統計調査などの人種の内訳に、ぼくにぴったりの欄はないんだ。そのせいで、ぼくは自分探しにずいぶん時間がかかったよ。アメリカにおける白人と人種、社会の人種構成、文化構成。人種によって周囲の人がその人をどう扱い、どう思うのか。そんなことばかり考えていた」

こういった思索を経て、ＡＪは結論を出した。自分はユダヤ人だ。ほかの何者でもない。

「ユダヤ人の文化のなかで育ったからね。ユダヤ人の料理を食べ、ユダヤ人の学校に通った。ヘブライ語を習い、ヘブライ語が読める。一三歳になったとき、ユダヤ教の成人式バル・ミツバーの儀式もした。まぎれもなく、ぼくが属している文化だ。〈23アンドミー〉の結果が変わっても、ぼくが属している文化は変わらない」

8章 子どもは（だいたい）だいじょうぶ

わたしはどきどきしながらメッセージの文章を打った。何度か削除と打ち直しを繰り返して、最終的にこんな文章になった。

やっほー！　久しぶり、元気？　びっくりすると思うけど、わたしは最近、妊娠を目指して頑張っているの。ワシントンDCで精子ドナーに協力してもらいながら、選択的シングルマザーになろうとしています。それで、ふと思いついたの。あなたがわたしの赤ちゃんの生物学上の父親になってくれたら最高だなって。精子ドナーになってくれない？　ちゃんと契約を結ぶわ。わたしが親権をもって、あなたに養育費の支払いを求めることはないって。子どもにはドナーと良好な関係を築いてほしいの。あなたはわたしの生涯の友だちだから、ぴったりでしょ。無理なお願いをするつもりはないの。嫌なら断って。どう思

うか、お返事待っています。質問があったら何でもきいてね。XOXOX

唾を飲み込んで、〝送信〟を押す。

デイヴィッドとは一五年来の付き合いで、最後に話をしたのは少なくとも六ヵ月前だった。たまにわたしから長いメールが来ることには慣れているだろうが、今回のメールはかなり特殊だ。ゲイの男性として、親になる決意をするのは単純なことではないと思うが、子どもをもつこと、子どもを誕生させる手助けをすることについて、彼がどう思うか、わたしには見当もつかなかった。フェイスブックのページを無理に閉じて、すぐにでもデイヴィッドに電話したい気持ちを抑える。彼にはレシピエントが望むノリの良さと重要な性質がすべて備わっていた。ニューヨークで生まれ育ち、ユダヤ人とフランス人のルーツを持つ、ハンサムで颯爽としたアメリカ人青年だ。背が高く（一九〇センチ）、濃い茶色の髪、茶色い瞳、いたずらっ子のような微笑み。彼は頭が良く、ひどい皮肉屋だが、愛する人に対してはお茶目なテディベアだ。必要とあれば、その堂々とした体軀《たいく》を最大限に活用してタフガイになるが、そうなるのは女性の友だちを守る必要があるときだけだった。

デイヴィッドは心の知能指数が高く、その場の空気を読むのがとてもうまい。周りの人の様子を観察し、元気のない人や、仲間外れになっていると感じている人を察知すると、元気づけて笑顔にしたり、さりげなく話しかけたりすることができる。デイヴィッドのそばにいると、優しくて安全な遠心力に引っ張られているようで居心地がいい。

ああ、胃が落ち着かない。わたしはキッチンをうろつきながら、両手の関節をぽきぽき鳴らした。

それほど待たなくて済んだ。スマホからTVドラマ『ロー&オーダー』のダン、ダン！　という音がした。新しいメッセージだ。デイヴィッドからだった。


喜んで！


今度は心が落ち着かなくなった。彼が引き受けてくれたのが信じられなかった。引き受けてくれただけじゃない。なんの質問もなかった。これぞ、わたしの大好きなデイヴィッドだ。何ヵ月、もしくは何年も話をしていなくても、わたしがふいに連絡をしても、彼はいつだってすぐに味方になってくれる。

それからの数時間、わたしたちは電話で、彼と子どもが一年に何回面会するかを相談した。彼の好きなだけで、一回から七回の範囲で面会すると決めた。わたしと子どもが彼に求めることも伝えた。彼の病気の記録、家族の情報。そして、子どもから質問があれば返事をして問いに答えることだ。わたしは愉快な親戚のおじさんみたいなデイヴィッドを想像し、子どもにとって、男性の良いお手本にもなるだろうと思った。生まれたその日から、彼は生物学上の父親として、わたしの子どもを愛してくれるだろう。

わたしは信じられなかった。袋小路から出る迂回路だけでなく、子どもの人生にこの上なく望ましいドナーも見つけることができた。わたしはすぐに、次の排卵日に合わせて、デイヴィッドの住むボストンへ旅行する計画を立て始めた。

デイヴィッドに会いに行く飛行機のなかで、わたしは備忘録のメモを取り出した。出張や旅行に出かけるときは、その時々に考えたことを記録する簡単な日記帳のようなものを用意することにしている。

〝わたしはヴァレリー。一二月二六日。今は飛行機のなか。友だちのデイヴィッドに会いにいくところ。会ったらすぐに精子を出すよう頼んで、授精する！　まさに冒険旅行。ドキドキする。うまくいかなかったらどうしよう。排卵日のタイミングが完璧かどうか、自信がない。でも可能性はあると思う。うまくいきますように！　友だちの精子で授精するのは初めてだから緊張する。大切な友だちだから、これで友情にひびが入ったりしてほしくない。でも気持ちのほとんどは、不安より期待の方が大きい。心から願っている。うまくいって、ママになれますように〟

到着すると、ボストンは凍えそうに寒かった。デイヴィッドは友だちの家の留守番《ハウスシッター》中で、ブラウンストーンの外壁の上品な家には、クリスマスツリーが飾られていた。勢いよく挨拶のハグを済ませると、デイヴィッドは大きな青いバスローブに、わたしはコロナのパンデミック中のユニフォーム（ヨガパンツとスウェットシャツ。もちろんノーブラ）に着替えた。それからふたりでぎちぎちに詰め物がされた大きなソファにドスンと座ると、わたしはデイヴィッドにこれまでの長くつらい妊活について話した。デイヴィッドといると、いつもリラックスして、素直で正直な自分でいられる。

わたしたちはまず、自分たちが互いにどれほど愛し合っているか、しゃべりまくった。わたしがニューヨークからワシントンDCに引っ越してからは会っていなかったが、ブルックリンに住んでいたときは、彼はよく訪ねてきてくれた。ふたりとも音楽が大好きで、よくコンサートに行った。レディオヘッド、ヤー・ヤー・ヤーズ、そしてピクシーズ。

今回はかなり趣が違う時間だった。

「赤ん坊を産むなんて素晴らしいよ。寛大で思いやりのある、そして知性に満ちた子育てをするんだろうな」デイヴィッドが言った。「自分ができることすべてを子どもに注ぐお母さんになると思うよ。だから、喜んで協力することにしたんだ」

彼はわたしの手をぎゅっと握って、わたしを安心させるように微笑んだ。

ニューヨークの州都オールバニーで初めて会った日のことを思い出した。当時、わたしはAP通信で政治記者をしていて、デイヴィッドはピント&ホッブズ・タバーンでバーテンダーをしていた。多くの政治記者、ロビイスト、そして公務員が集まる店だ。まだオールバニーに住んで日も浅いころ、わたしは薄暗いバーに入ってすぐ、変な男にからまれた。

カウンターに入っていたデイヴィッドはそれに気づくと、一瞬も躊躇しなかった。すぐにわたしとその男の間に体を割り込ませると、低い声で、ほんの少し脅すように言った。「おれのガールフレンドに手を出すな」

わたしは固まったが、すぐにはっとして、彼の腕に自分の腕をかけると、背筋を伸ばした。「わたしたち、付き合うことにしたの」男にそう言うと、そいつは急に用事を思い出したようで逃げていった。

デイヴィッドとわたしは顔を見合わせてにやりと笑った。彼は仕事に戻り、閉店時間までわたしと口をきかなかった。閉店すると、彼はわたしに無料で飲み物を注いでくれた。わたしは彼がバーの掃除をするのを手伝い、ジュークボックスから流れるニーナ・シモンに合わせて踊った。

わたしはデイヴィッドが大好きだし、いつもわたしの赤ちゃんのそばにいてほしい存在だ。間違いない。

わたしは彼に、すでに数人のドナーと試したこと、コンキスタドールとの出来事、ロイヤーのアパートメントのトイレで授精を試したこと、そして、お役所仕事のいけ好かない医者について話した。彼は熱心に耳を傾けていたが、一番興味をもったのは赤ちゃんをつくるために、自分たちが何をするのかということだった。

わたしはずっと生理周期を丹念に調べていること、もうすぐ排卵日だということを説明した。授精のための基本的な流れを伝える。デイヴィッドが精液をこぼさないように気を付けて月経カップに入れたら、わたしはその月経カップを受け取って、寝室に移動して授精する。

やる気満々のわたしは、さっそく彼に月経カップを渡した。そして、精液の入ったカップを受け取ると、寝室のひとつに移動して月経カップをそっと膣におさめ、すぐにバイブレーターで刺激を始めた。先ほど、自分の任務を遂行するためにいそいそと寝室に向かうわたしの手に、ピンク色のバイブレーターが握られているのを見て、デイヴィッドは当然ながら目を丸くした。

「どれほど効果があるのかわからないけど、フェイスブックの妊活グループで信じられている説なの。月経カップを入れてすぐにオルガズムに達して子宮が収縮すると、精子が吸い上げられやすいんだって」

「まじで？」

「さあ、どうだろ。ただ、妊娠するためには女性がオルガズムに達する必要があるなら、とっくに人類は絶滅していただろうなって。だって女性たちが普段、どれだけイッたふりをしてるかわかる？」

デイヴィッドとわたしは声をあげて笑った。こういった話をするのは変な気がしたが、きまり悪い気はしなかった。お互いをよく知っていたし、人生におけるあらゆること、性についても自然に語り合うことができた。〝取引〟という感じがしないのも良かった。デイヴィッドはわたしの夢の実現以外、なにも望んでいないからだ。

わたしたちは続く数日のルーティンを決めた。わたしがボストンにいるあいだ、一日に一回、授精を試みる。次は明日の朝。最後は最終日、空港に送ってもらう直前だ。

デイヴィッドはフリーランスの精子バンクの世界にすっかり魅了されたようだ。

「妊娠して赤ちゃんが欲しいと願う女性がいて、でも、だからといって伝統的なやり方でなくてもかまわないと考えるようになった……そういう人が増えているってことなのかな？　もしそうなら、なぜそうなったんだろ？」彼が疑問を口にした。

なぜ、こういう事態が起きているのか。他の人に尋ねられたのは、このときが初めてだった。わたしが知る限り、この流れはフェイスブックから始まったようだ。だが、理由はもっと複雑だ。パンデミックがその一端を担ったのは確かだが、他の要素も関係している。選択的シングルマザーが増えた現象について言えば、現代の女性がキャリアに集中し、子どもを後回しにするだけでなく、同年代の男性たちはひとりの女性と家庭をもつことに興味がなく、その気になったとしても、もっと若い女性を選ぶからだ。

「今、わたしに興味をもってくれる男性と家庭をもつとしたら、その男性はだいたい六〇代だと思うな。で、当然ながら彼にはすでに自分の子どもたちがいる。じゃあ、わたしの選択肢は？　男性が現れるのをただ待つのは、もううんざり。だから、こうしているわけ」

「すごいことだよ」デイヴィッドは言った。「正直、少し待てば、今から出会う人と子どもをもてるだろうにって思ってたんだ」

デイヴィッドがそう言い出したことは面白かった。わたしは実際、ちょっとしたデートを繰り返していたが、ほとんど一回目のデートで終わっていた。わたしはデート相手に自分の妊活を隠していなかった。そして興味深いことに、ほとんどの男性はわたしが妊活をしているからといって、すぐに怖気づいて逃げていくわけでもなかった。わたしはデイヴィッドに説明した。数人の男性は、おどけて、ぼくのことをよく知るまで、妊活はいったん休んだらと言う。「ぼくがきみの赤ん坊の父親になるかもしれないよ」だがきっぱりと、わたしは断った。「とんでもない。せっかくだけど、返事はノーよ。あなたがその気になるまで待つ気はないわ」男性がわたしと人生の次のステップに向かう準備ができるのを待つのは、うんざりだった。

「でもさ、心底ぐっとくる人に出会って、ふたりとも同じ気持ちだったら、それはまた違う話だろ?」デイヴィッドが尋ねた。
「心底ぐっとくる人に出会ったら、それこそ最悪よ。自分と共通点がある人ってことでしょ?でも、わたしは瞳に浮かぶ絶望を魅力的と思うタイプじゃない。それに、わたしは絶望的に赤ちゃんが欲しくてたまらないの」

デイヴィッドが丸一日煮込んだエンドウ豆のスープを作ってくれていたので、わたしたちは続く数日を食べて、おしゃべりをして、泣いて、そしてほんの少しワインを飲んで過ごした。デイヴィッドの友だちで恋人の(だがボーイフレンドではない)カイルも来た。三人で、毎晩パジャマ姿で夜更かしをして、お菓子を食べながら子どものころのトラウマや愉快な出来事を打ち明け合った。〝ホーム〟にいる気分だった。

授精と授精の合間に、デイヴィッドとわたしはテレビで映画を観て、踊って、歌って、そして彼お手製の美味しい豆のスープを、全身が緑になるかもしれないと思うほど飲んだ。心が穏やかになっていく。妊娠のことばかり考えていた心がほぐれた。今度こそうまくいく気がする。そうでないと。でしょ?

わたしがデイヴィッドを選んだのは、自分が子どもを落ち込ませるような、ひどいドナーの精子は使わなかったと確信したいからだ。だが残念なことに、人生にそんな保証はない。

ハーバード大学の生命倫理学者コーヘンによると、親になろうと望んでいる人間に簡単な答えはないそうだ。

彼によると、ドナーで誕生し、生物学上の（両）親との関わりを拒否した子どもに何らかの精神的欠陥があるかを調べようとするだけでも、議論の余地があるという。

「そういう議論は、多くの文学作品のなかで読むことができるね。わたしが話を聞いた、ドナーで誕生した子どもたちの多くの経験によると、彼らはたしかに何かが欠けているという思いを抱えている。だが、両親の性行為から生まれたが父親の存在が希薄な家庭で育った子どもも、同じような思いを抱えているんだ」

アメリカ商務省国勢調査局によると、国内の二〇〇〇万人近い子ども――四分の一以上の子ども――が、父親不在の家庭で育っている。子どものいる男性の六パーセント近く（およそ二〇〇万人）はシングルファザーで、ひとりで子育てをしている。だが、子どものいる男性の二〇パーセント以上（約七〇〇万人）が、自分の子どもの人生にまったく関わっていない。

人生の結果に関して言えば、父親不在で育った子どもの実情がわかるデータがある。たとえば、高校中退者の七一パーセントは父親がいない。父親のいない子どもは学校に馴染めず、読み書きと数学の成績が悪く、学校を中退することが多い[1]。父親不在の家庭で育った子どもは非行に走り、犯罪に手を染めることが多く――刑務所にいる若者の八五パーセントに父親がいない――若いころから酒とドラッグに手を出し、精神を病み、収入も少なく、仕事もなく、そして大人になってからホームレスになる。[2]

実に残酷な結果だ。だが、コーヘンによると、だからといって子育てのパートナーや精子ドナーを選ぶ段階で気にする必要はないそうだ。結果はこの世に生まれてきた子どもたちによって違うからだ。この言わばあきらめの見識が、匿名の精子ドナーを許すべきかどうかという議論につながっている。

「これは、また、損害という問題にも関わってきます」彼は言った。「匿名の精子提供を禁じる地域では、精子ドナーになろうとする男性の種族が、匿名の精子ドナーを認める地域とは違って様々です。その結果、様々な子どもが生まれてくる。そのため、利益と損害は非常にあいまいなのです」

アメリカの裁判所では精子バンクの不幸な出来事についての訴訟を扱うのが難しく、たいてい示談で解決するのも、同じ理由だ。もし訴訟が陪審員裁判で評決が下されることになったら、訴えを起こした家族が精子バンクに勝つことはかなり難しい。なぜなら、その家族は自分たちの子どもがこの世に生まれてきたのは〈不法行為による出生《ロングフル・バース》〉だったと主張しなくてはいけないからだ。〈不法行為による出生〉は通常、子どもが先天性障害をもって生まれてきた場合、医師が子の障害の可能性を親に告げていたら、この出生は回避できたと主張して、親が医師に損害賠償を請求するものだ。言い換えると、自分たちの子どもは生まれてくるべきではなかったということだ。アメリカで最も尊重されるべきものは個人主義だ。誰かを生まれてくるべきではなかったと言うことは、アメリカ文化と法の基本に反し、受け入れられるのは難しい。

二〇一七年、ある夫婦がジョージア州の裁判所で訴訟を起こした。ノーマン対ザイテックス社の裁判だ。夫婦は、ザイテックス社が一番人気の精子ドナー（少なくとも三六人の子どもを誕生させていた）が精神疾患を患っていたこと、しかも犯罪歴があることを隠していたことで損害を受けたと申し立てた。生まれた子どもには精神疾患、自殺願望、殺人願望があり、治療が必要だった。この裁判は二〇二〇年のジョージア州最高裁判所まで持ち越されたが、裁判所は出生した子ども側からの訴えを、ひとつを除いてすべて退けた。唯一、審議を認めた訴えは、精子バンクの不正行為が子どもに特定の障害を引き起こし、悪化させた点だった。だが、これは上辺だけの勝利だった。ザイテックス社から得られそうな賠償は、これまでの原告の訴訟にかかった経費に見合うものではなかった。法科大学院シカゴ・ケント校の二〇二二年の法律評論によると、ジョージア州最高裁判所は、事実上、犠牲者の〝救済策なしに〟、悪辣な精子バンクを放置したことになる。[3]

ドナーで誕生した子どもたちの親への朗報は、ケンブリッジ大学の家族研究センターのスーザン・ゴロンボク教授が二〇二三年に発表した研究のなかの〝子どもたちはだいじょうぶ〟という言葉だ。[4]「非正規の精子市場で生まれた子どもたちの精神衛生上の幸せについて、潜在的に否定的な結論が導かれる懸念があるが、長期にわたる研究の結果、子どもが大人になるまでの適応力に問題はなく、前向きな家族関係が築かれていることがわかった。また、非正規のドナーから生まれた子どもをもつ親は、子どもが幼いうちに、できれば学校へ通う前に、適切な方法で彼らの出自について伝えることが望ましい」

ゴロンボク教授によると、父親不在の子どもと選択的シングルマザーの子どもの大きな違いは、後者は計画的に妊娠して、経済的基盤と、子どもに必要な支援を与えることができる社会的環境を整えておく傾向があることだ。

『発達心理学』誌に発表された研究は、七つの段階に分けた長期（複数年）にわたる調査で、非正規の生殖医療で誕生した子どもが青年期に、母親との関係で心理的な問題を経験するかどうかを見極めるものだ。

その調査のなかで、〝出自を明らかにした衝撃と、子どもが三歳からの母子の関係の特徴〟について述べている。六五組の家族を対象に追跡調査が行われ、そのうち二二組が代理母から生まれた子どもの家族、一七組が提供卵子で生まれた子どもの家族、二六組が提供精子で生まれた子どもの家族だ。この三つのグループと比較するために、生殖医療の助けを借りずに生まれた子どもが二〇歳を迎えた、五二組の家族が用意された。

この研究では、生殖医療を受けた家族と、受けていない家族における母親と青年期の子どもの精神衛生上の幸せと家族関係には、ほとんど、もしくはまったく、違いがなかった。だが、提供卵子を使って子どもを産んだ母親は、提供精子を使った母親より、家族関係にわずかに消極的だということがわかった。そして、提供精子で生まれた青年は、提供卵子で生まれた青年より家族間のコミュニケーションにやや苦労していることもわかった。提供精子と提供卵子で生まれた子どものうち、七歳以前に出自を打ち明けられた子どもは、それ以降に打ち明けられた子どもより母親と良い関係を築いていて、母親もそれ以外の母親より不安や抑鬱を示す値が少なかった。

この研究が示すのは、精子ドナーを利用しても、良好な母子関係や青年期を迎えた子どもの健全な精神状態に水を差すことはないということだ。

だからといって、ドナーで誕生した子どもをもつ親に、なんの子育ての苦労もない、子どもに対する特別な配慮も必要ないということではない。わたしの最大の疑問は、この結果は選択的シングルマザーの子どもにとって、どんな意味があるのかということだ。両親が揃った家庭に生まれた子どもと遜色ないと知ってほっとした、などという単純なものではない。「もちろん、選択的シングルマザーのもとに生まれた子どもは、周りの家族を見てはたと気づきます。自分の家はそうじゃないと」ゴロンボク教授は言う。

「特に、学校に通うようになると、ほかの家族を見て、疑問を口にするようになります」彼女は続けた。「多くの選択的シングルマザーは、ずっと前からこの疑問にどう答えるか、真剣に考えて準備しています」

ゴロンボク教授は、子どもたちがごく早い段階で、なぜ自分には父親がいないのか、なぜほかの子どもの家族と違うのか、質問を始めることに驚いたそうだ。

「ひとりで子どもを産もうとする女性にとって、これはもうひとつの試練になります。母親がふたりいるレズビアンの家庭の子どもよりも厄介でしょう。レズビアンの家庭には親がふたりいますから。子どもが質問を始めるのは、周りの子どもに尋ねられるからです。そのとき初めて、自分の家族がよそと違うと気づくのでしょう」

ゴロンボク教授はまた、伝統的な家族とは違うからといって、子どもや子どもたちを傷つけるのを恐れて新しい家族の形を求めるのはあきらめるべきだという考えを否定している。

「シングルの人が子どもをもちたいと願うのが、パートナーと関係を結んでいる人よりもわがままだとは思いません。そういった考えの背景には、子どもたちが何らかの不都合を経験する、今後自分たちが親になるときのために父親像が不可欠だから、というものがあるのでしょう。子どもは父親と母親が揃っている伝統的な家庭で育つのが重要だという、まだ世間に残っている一般的な考えを反映しています。そうでなければ、子どもは心理的に傷つくというのです。

わたしたちの社会の一般的な考えで、宗教的な理由でそう感じている人もいます。そのため、父親と母親がいる家庭が子どもに最適な環境だというのです」

イギリスのケンブリッジ大学にある家族研究センターでのゴロンボク教授の調査では、こういった社会的な前提には必ずしも根拠があるわけではないと提議している。

養子縁組で家族に迎えられた子どもと同じように、精子ドナーで誕生した子どもは、実際の交流よりも、ドナーについての情報を求めていることの方が多い。自分の外見や性格がドナーに似ているのか、スポーツは好きか、自分と共通の趣味があるかなどを知りたいと思う、自然な好奇心だ。

実際に生物学上の父親と会う機会があったり、さらには関係を築いたりすることは、子どもにとって意味がないと言っているわけではない。

「膨大なバリエーションがあっていいんです。ドナーを知るのは怖いと感じる若者もいます。わたし自分のセルフイメージ、自分は何者なのかという自我の成長に大きな影響を与えます。わたしの考えでは、ドナーは身元をわかるようにしておくべきです。子どもや若者に必要な情報だからです。彼らが知りたいと思ったとき、その情報を手に入れることができるように。ですが同時に、かけらも知りたくないと思う子どももいるということを、心に留めておかなくてはいけません」

デイヴィッドとの一二月の授精作戦は失敗に終わった。

そのため、一月のボストン行きをはやる気持ちで待っていたが、キャンセルしなくてはいけなくなった。わたしは信じられないほど落ち込んだ。一月の排卵予定日は二〇二一年一月六日だった。まさにその日、わたしのアパートメントから徒歩一〇分のところにある議会議事堂に、暴徒化したトランプ大統領の支持者が押し寄せた。わたしはアパートメントから出ることもできず、パンデミックのさなかということもあり、次のボストン行きを二月に延期した。

絶対にうまくいく自信があった。ボストンに行くのが待ちきれなかった。デイヴィッドのルームメイトがコロナを警戒したため――もっともだ――今回はホテルを予約し、真冬に飛行機でボストンへ飛んだ。デイヴィッドがホテルにやってきて素早く授精を済ませると、いっしょにホテルの部屋でお酒を飲んで、それから彼は仕事に出かけていった。わたしはそのまま部屋に残り、フリーランスの精子の世界の調査に取りかかった。

その翌日、すべてが砕け散った。デイヴィッドのところに精子分析の結果が届いたのだ。彼の精子には生殖能力がなかった。

デイヴィッドはメールをくれた。明らかに落ち込んでいた。デイヴィッドは謝ったが、彼のせいではない。通知のスクリーンショットを送ってくれたが、彼の精子で妊娠する可能性はゼロだった。

デイヴィッドは傷ついたと思う。彼に子どもをもつ意思はなかったけれど、そもそもその可能性がないと知るのはまた別の話だ。

悲しくて、わたしはホテルの部屋でひとり泣いた。一時間はたっぷり泣いたと思う。それから自分を奮いたたせて、ワシントンDCにいる新しいドナーを探し始めた。運良く、条件のいいドナーが見つかるかもしれない。次の排卵日を無駄にするもんか。妊活中のわたしのこの決断力を説明するのは難しい。目に見えない力が、常にわたしの足をもう片方の足の前へと動かし、目はただひとつの目標を見据えていた。赤ちゃん。わたしの赤ちゃん。

ドナーに飛び付くことは、わたしがずっとほかのレシピエントにやってはいけないと忠告してきたことだ。だが何ヵ月も生理周期を調べ続けたすえ、絶望に直面したのだから、そんな忠告はくそくらえだ。直近の性感染症検査の結果を見せてくれて、子どもが生まれたときから喜んで関わると約束してくれるドナーなら誰でもよかった。

ひとりのドナーがヒットした。彼の名前はエディ。背が高く、ハンサムで、ちょっとヒッピーぽかったが、子どもに出自を隠すつもりがなく、ドナーと子どもの交流を望むレシピエントにだけ精子を提供していた。エディはメキシコ系アメリカ人で、これはポイントが高かった。彼は子どもが文化的なルーツにつながる重要性をよく理解していた。わたしはビデオチャットで大急ぎで彼に基本的な質問をし、詳細を詰めるために会う約束をした。そうして、わたしは他ならぬ固い決意を胸に、次のドナーに会うためにワシントンＤＣに舞い戻った。

9章
ヒッピー

ワシントンDCに戻った翌日、わたしはエディに会った。アパートメントの玄関に現れた彼は身長一八〇センチ超え、黒いカーリーヘア、ハート形で少しピンクがかった度付きのサングラス、そして、満面の笑みを浮かべていた。土まみれだ。一日中、庭で働いていたらしい。手土産に種を持ってきてくれて、きみの裏庭にいっしょにまこうと言った。すごく素敵な申し出だ。ガーデニングが大好きなわたしはきゅんとした。アパートメントの部屋の狭い廊下を抜けると、わたしは彼にハグをして、レトロなダイナースタイルの青いキッチンテーブルに案内した。彼の席の前にはマイクがセットしてある。エディはテーブルの向こう側からわたしに微笑み、部屋の装飾を褒めてくれた。四方の壁のひとつには壁紙の代わりに一面に楽譜を貼り、ゴシックアートを入れたアンティークの額をいくつか掛けていた。額の縁はすべてスプレーを吹き付けて黒く塗りつぶしてある。わたしは赤ワインをふたつのグラスに注ぎ、席についた。

エディはメキシコ系アメリカ人なので、わたしにとって一番重要なのは、子どもが自分のルーツにつながっていると実感できること、そしてメキシコ人であるということはどういうことか、もしくはアメリカで褐色の肌をもつ人間として生きるのはどういうことなのかを語り合える人物がそばにいることだった。彼がそのために協力してくれるかどうかを知りたかった。エディはわたしの気持ちに寄り添い、それはどの子どもにとっても重要なことだと言ってくれた。

彼はびっくりするくらい辛抱強かった。わたしがふたりの会話を録音していても嫌な顔ひとつしない。わたしが一番知りたかったのは、彼が精子を提供する動機だった。なぜそうしようと思ったの？　彼の答えは、まさにエディそのものだった——少しとりとめがなく、とても純粋で、あっけらかんとして、スピリチュアル。彼は人々、そして森羅万象とつながっていると信じていた。

エディはずっと父親になりたくて、駆り立てられるようにドナーになった。

「ぼくは絶対に子どもが欲しいんだ。自分が責任を持って面倒を見る子どもを、いつか、将来的に。父方と母方のどちらの祖父にも会ったことがなくて、ずっと自分にはなにかが欠けていると感じていた。なんていうか、〝ちぇっ、じいちゃんに会いたかったな〟みたいな。だから自分の子どもは祖父に会わせてやりたかったんだ」

数年前に父親が白血病と診断されると、子どもが欲しいという焦りが加速した。彼は家庭を築くために、早く相手を見つけなくてはというプレッシャーを感じ、そのせいでパートナーとうまくいかなくなった。エディは複数のパートナーと親密な関係をもつポリアモラス（多重恋愛者）だが、パートナーには家庭を築く心の準備がなかったからだ。精子提供を始める前の年、エディのデート相手が妊娠したが、彼女は最終的に中絶することを選んだ。その翌月、エディの父親は白血病が悪化して強力な化学療法を受けることになり、数ヵ月後、死んでしまった。

エディは打ちのめされた。

「つまり、ぼくは未来の子どもを失い、それから父も失って――こう思った。〝なぁ、人生は短い。なにが起きるかなんて誰にもわからないぞ〟って。ぼくは、人類は皆ひとつの魂を分かち合っていると信じているけど、自分個人の血筋と魂も引き継げたらと思うようになったんだ。ぼくの分身がこの世に生まれて、その子に会えたら素晴らしいよなって」

友人に勧められて、彼は精子の提供を考えるようになった。今まで考えたこともなかったが、じっくり真剣に考えた。

「その年が明けてすぐ、ぼくは何かに追い立てられるようにフェイスブックを開き、試しに、検索欄に〝精子〟と打ち込んでみた」

エディが見つけたのは、精子ドナーの何十ものグループだった。数日そっと閲覧してから、彼はドナーとして、レシピエントの投稿に精子を提供したいとコメントした。するとそれから二ヵ月で、ドナーになってほしいという五〇件近い依頼があった。

五〇人に提供するなんて〝ありえない〟と彼は言った。スーパードナーになるつもりはなかったが、それほど多くの人が、自分のＤＮＡを求めてくれることに圧倒され、感激した。

「子どもを欲しいと願う人があんなにたくさんいて、美しくも安全な場所を子どもに提供しようとしているなんて、素晴らしいと思った。すごくびっくりして、そして嬉しくなった」

それがフリーランスの精子ドナーとしての最初の一歩だった。

「問題は自分が何人の子どもを誕生させたいか、そのためにどれだけのエネルギーを注ぎたいかということだよね。ぼくが考える人数は一二人。一二人の子どもって、なんかいいでしょ」エディは言った。

わたしは彼に、自分のおたまじゃくしにそれほど高い需要があることをどう受け止めているか、そして、どのレシピエントに提供するかをどう決めているのか尋ねた。初め、彼はどう断ればいいのかわからなかった。レシピエントを傷つけたくなかったからだ。だがそのうち、この人はぴんと来ないなと思う人を、ただ無視したり、いないものとして扱ったりするのは、親切じゃないと気づいた。

「なぜドナーがそのレシピエントを選んだかなんて、特別な法則や決まりはない」彼は言った。「誰にでも提供するドナーもいる。彼らはそれを公正で妥当な行為だと考えている。ぼくの場合、四六時中子どもの人生に関わることはできないけれど、子どもたちはぼくの一部で、ぼくの血筋を受け継ぐ者だと思ってる。だから、ぼくはレシピエントを見て、その人が子どもを妊娠し育てるところを想像できるか、子どもがどんな人生を過ごすのかを想像できるかで決めることにしてる」

エディはまた、自分に問いかけるそうだ。自分がその家の子どもだったら嬉しいか、その（両）親に育てられたら幸せか。そしてエディは、人はみな生まれながらの直感に導かれて仲間に出会うと信じているので、ある程度心を引かれる人物ならば（身体的に、精神的に、もしくは知的に）ドナーを引き受けることにしていた。

ぱっと見て完璧なカップルもいたが、自分と〝エネルギーの波長がしっくりこなかった〟場合は提供を断り、相性のいいレシピエントが見つかるまで探すことにした。自分たちの名前さえ明かさず、彼の子どもとの面会も一切拒否するカップルにも提供を断ったそうだ。

そこで、なぜわたしへの提供を決めたのか尋ねてみた。

「あなたの瞳と笑顔が発するエネルギーに惹かれたんだ。それに、とても面倒見のよい人に見えたから」エディは言った。

わたしのフェイスブックの背景の写真が、ラム・ダスが精神と自由について書いた著書『ビー・ヒア・ナウ』の一ページだったことも気に入ったそうだ。ラム・ダスはヨガの修行者で、スピリチュアル・ティーチャーだ。わたしたちはその本に込められたメッセージの信奉者だった。

ここで言っておかないといけない。彼はヒッピーだ。だがどうやら、わたしも同じようなものだ。ふたりは似た者同士である気がした。彼もそう思っているようだった。

「生物学上の父親の存在を知らせ、子どもに寄り添ってほしいという、あなたの考えも気に入った。すごく、すごくいいと思う」

エディの譲れないルールは、その時々の子どもの写真と動画が欲しいというものだった。共同で親権をもつことには興味がなかったが、子どもの親がそれをよしとすれば、子どもに積極的に関わりたいと考えていた。

エディは映画スターのような微笑みを浮かべると、椅子の背もたれに背中を預け、森羅万象を示すように両腕を大きく広げた。ぼくらはみんなつながっているんだから、ぼくはいつだって、あなたの子どもの人生に寄り添うよ。わたしにそう安心させるようだった。実際に子どもをもつということをよくわかっていない気がしたが、わたしは彼の心優しさに胸を打たれた。彼のエディはとても頭が良く、全額返済不要の奨学金で大学に通い、政治の勉強をしていた。彼の夢は環境に優しくて脱炭素社会を目指す、持続可能なコミュニティを築くことだ。彼は善良そのものだった。一九八〇年前後に人気だったチーチ&チョンが主演した映画のセットから時代を超えてやってきたのではと思うこともあったが、わたしは彼の風変わりな性格とあたたかさに惹かれた。すでに基本的な質問は済ませていたので、この日の面会は最後の相性チェックみたいなものだった。相性は良かった。彼がわたしの寝室で精子を月経カップに採取すると、わたしはすぐに彼を追い出して入れ替わりに寝室に入り、カップを膣に挿入した。

「これがうまくいったら、これから長い付き合いになるよね」彼は言った。「願わくは、真に素晴らしい友情を築くことができますように」

彼の言う通りだと思った。

わたしとエディは親しくなった。ロマンチックな関係ではなくて、パートナーみたいなものだ。排卵日の前後になると、彼は三日連続でやってくる。授精を済ませたあと、ふたりでゆっくりリラックスしておしゃべりができるよう、夕食をつくっておくこともあった。ミートローフ、グリルチキン、トマト、そしてアボカドサラダなど、ごく簡単なものだ。ある晩、彼がメキシコの伝統的な具だくさんスープ（トウモロコシ、チキン、新鮮なアボカド入り）を持ってきてくれたときは驚いた。ふたりでワインを飲み、声を出して笑い、そして赤ちゃんができる可能性について話し合った。赤ちゃんはどんな子だろう？　彼に似たカーリーヘア？　わたしと同じ緑の瞳？　このヒッピーの若者は、わたし同様、生命を創造する可能性に興奮しているようだった。

膣に月経カップを入れると、わたしは瞑想し、すべてのエネルギーを卵子に集中して精子を受け入れるよう念じる。彼は、わたしがそのときどんな気分なのか尋ねた。

「浮いているような気がするわね」わたしは言った。「子宮のなかがあたたかくなって、そのあたたかさが広がって、包まれるような気がする。そして地面とつながっていく気がする。足から根が伸びて自分が木になったような。でも同時に、本当に浮かんでいるような気持ちになるの。そして、力が、力が満ち溢れるような気がするわ」

エディはわたしが本当に赤ん坊を宿し、産むと信じていた。わたしもそうなる、そして彼が赤ん坊の誕生からずっと、そばにいることになると信じたかった。

だが徐々に、様子が変わってきた。エディは少しずつ精子の提供をサボるようになった。そうなると、わたしはその月の排卵日に一度か二度しか新鮮な精子を注入することができない。しまいには彼はすっぽかし、わたしの貴重な排卵日を無駄にした。

エディはあてにならないし、わたしはまだ妊娠していない。この時点で、妊活を始めてから一年が過ぎていた。一二回の排卵のうち、コンキスタドールと一回、ロイヤーと六回、デイヴィッドと二回、エディと三回。これ以上、エディとすることもないだろう。彼は恐ろしく忙しく、そして、わたしが妊娠しないので自信を失い始めていた。

地政学の世界的権威が「今」を読み解く

地図で見る最新世界情勢

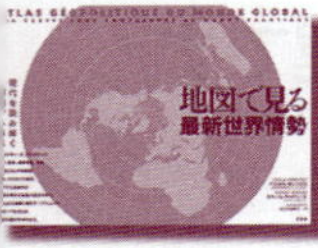

パスカル・ボニファス、ユベール・ヴェドリーヌ／メッツさゆり訳

国際関係と地政学を読み解くためのテーマと歴史、統計データ、国ごとの視点を提示し、グローバル化した世界食糧危機、ウクライナ戦争、新型コロナウイルス、米中関係、環境問題などを100点の明快かつ詳細な地図で解説する。

B5判（ヨコ）・2800円（税別） ISBN978-4-562-07457-0

生きている「歴史博物館」をイラストとともに

街中の遺構からたどる 歴史都市ロンドン

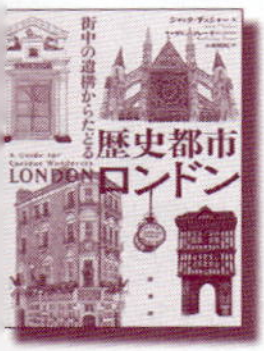

ジャック・チェシャー／小林朋則訳

街に残るローマ時代の道路跡から大戦時の遺構、不可解な彫刻など、ときにひっそりとたたずむ「秘められた」暗号を、美しいイラストとともに案内する話題の書。地図案内付きでマニアからビギナーまで誰もが楽しめる一冊。

A5判・2800円（税別） ISBN978-4-562-07472-3

アーサー王物語、北欧神話からマハーバーラタまで

神話・伝説・伝承 世界の魔法道具大事典

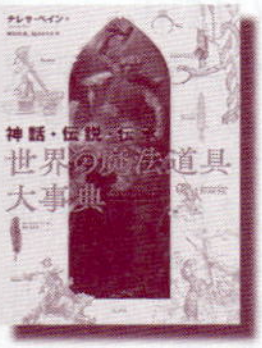

テレサ・ベイン／桐谷知未、庭田よう子訳

世界各地に伝わる神話、伝説、おとぎ話、信仰には、不思議で強大な力をもった品物が登場する。剣、衣服、宝石、器などについて、使い方や役割を解説。1000を超える項目を収録。それぞれに対し、別名や類語、出典を掲載。

A5判・3800円（税別） ISBN978-4-562-07465-5

英国で出版賞を受賞した気鋭研究者の話題作

［図説］世界の性と売買の歴史

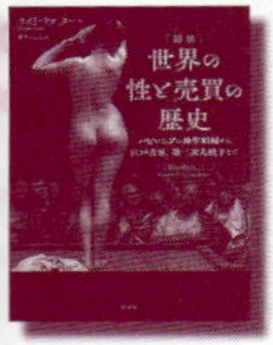

バビロニアの神聖娼婦から江戸吉原、第二次大戦下まで

ケイト・リスター／風早さとみ訳

古代世界の神殿における神聖な売春から、中世ロンドン、江戸吉原、清朝中国、近代フランス、英国、開拓時代アメリカ、第二次大戦下ヨーロッパまで、性を売る行為はどのように行われ認識されてきたか。図版500点。

A5判・4800円（税別） ISBN978-4-562-07481-5

これまで、エディはわたしを含めて六人のレシピエントに精子を提供したが、ひとりも妊娠していなかった。彼は提供について考え直し始めていて、やる気が低下しているのがわたしにもわかった。

胸は痛むし、挫折感でいっぱいだった。そろそろ体外受精（ＩＶＦ）に移る時期が来たと、突きつけられた気がした。わたしの年齢だと、六ヵ月妊娠を試みて赤ちゃんができなかったら〝不妊〟と考えられる。一年間、そのほとんどで生理周期を調整する治療をしながら、試してできなかったのだから、まあ、そういうことだ。

わたしの高慢ちきな医者も同意した。体外受精に移るときが来た。だが問題は、医者はまだわたしの相手はロイヤーだと思っていることだった。ロイヤーの精子は以前ここで検査をしてもらった。

エディは精子ドナーを続けようと考えているようだったが、わたしはロイヤーの安定と信頼が懐かしかった。子どもと親しい関係を築いてくれるドナーも大切だが、そもそも妊娠させた実績のあるドナーを選ばなくては話が始まらない。それに、これからは体外受精に移らなくてはいけないが、エディは体外受精に消極的だった。

わたしはフェイスブックのグループでワシントンＤＣ周辺に住むドナーを新たに探してみたが、節操がなく、怪しげで、性行為を目的としている人ばかりだった。

最終的にロイヤーに戻ることに決め、エディとはただの友だちになった。わたしは今でも、この決断は正しかったのか自分に問いかけることがある。わたしが子どもの利益よりも、母親になりたいという自分の希望を優先した瞬間だったからだ。だがその子どもは、わたしがロイヤーか精子バンクに寝返らない限り生まれないのだ。そう思うと、さいころ博打《クラップス》をしている気分になった。

ロイヤーは礼儀正しくわたしを再び迎え入れ、わたしが子どもが幼いころから会ってくれるドナーを求めていた理由も理解してくれた。面会は一八歳からという線引きを変えてくれはしなかったが、家族の病歴情報、そして彼が子どもから大人になるまでの写真など、精子バンクを利用するよりも多くの情報を提供すると約束してくれた。わたしとロイヤーのあいだには、すでに友情のようなものが存在していて、ドナーとして会っていないときも、互いに興味がある政治などの話題について、たまに連絡を取り合っていた。

わたしたちは体外受精に移る前に一度だけ自分たちでの精子挿入を試すことにしたが、やはりこれまでと同じように失敗に終わった。毎月毎月、排卵がいつ起こるかを知るために排卵日予測検査薬に尿をかけてきた。毎日毎日、仕事に出かけ、薬と、山ほどのサプリを飲み、くたびれた卵子を回復させるとうたう漢方薬を飲む。ロイヤーは相変わらず恐ろしく親切で辛抱強かったが、わたしはもう限界だった。

10章 胸も懐も痛むばかりの妊活

あなたは四万一八五〇ドルを支払えますか？

とある妊娠を願う女性——ロンダと呼ぶことにしよう——が、不妊治療を受けるために必要な額だ。二〇二三年に発売されたテスラのモデル3が購入できる金額だ。お金を払えばテスラは買えるが、赤ちゃんはできるとは限らない。

我らのロンダはパワフルな女性だ。浴槽を販売する仕事をしていて、年収は歩合込みで六万五〇〇〇ドル（アメリカ人の平均年収超え）、個人の信用スコアは七九〇と優秀だ（スコアは最高八〇〇だから、ほぼ満点）。生活費がアメリカ全土の平均より三パーセント安く済む、フロリダ州のデイトナ・ビーチに住んでいる。

前述の条件が揃っていなければ、ロンダは体外受精（ＩＶＦ）を検討することさえできない。なぜなら、妊活の過程で、ある程度の借金を必ず背負うことになるからだ。

ロンダの医療保険では妊活の費用は適用範囲外だ。まずドナーを選び、精子を買うところから始める。バイアルに入った精子の値段は平均一〇〇〇ドル、送料が二五〇ドルかかる。ほとんどの女性は三本から五本、まとめ買いする。冷凍便の送料が一回分で済むからだ。

ロンダは計画的だ。頭がいい。最初の子宮腔内人工授精（ＩＵＩ）はたいていうまくいかないことと、精子バンクでは人気のドナーの精子は在庫切れになることがあることを知っていた。彼女は体外受精にステップアップする前に、ＩＵＩに三回挑戦してみようと考えていた。だから精子のバイアルを三本購入し（合計三〇〇〇ドル）、凍結精子の冷凍便の送料（二五〇ドル）を支払った。すぐに使わないバイアル二本は冷凍したまま保管してもらうため、クリニックにも六五〇ドルを支払う。

念のため言っておくが、一本のバイアルは一回しか使えないし、いったん凍結した精子は新鮮な精子と比べて元気がない。それにたいてい、一本のバイアルにはごくわずか（〇・五ミリリットルから一ミリリットル）の精液しか入っていない。〈シアトル精子バンク〉によれば、一回の射精で出る精液は二ミリリットルから四ミリリットルだ。業界関係者によると顧客であるレシピエントの期待に応えるために精子の分量を統一するからで、だがそれは言い換えると、一回分の提供精子でより多くの赤ん坊を産ませ、より多くの利益を得ようとしているわけだ。

さて、ロンダはこれから人工授精を受けるための費用も支払わなくてはいけない。ＩＵＩは一回三〇〇ドルから一二〇〇ドルかかる。一回のＩＵＩが六〇〇ドルとして、さらに排卵に向けて体を整える費用が二五〇ドルだ。まずは排卵を促す卵胞ホルモン剤、それから受精卵の着床を助ける黄体ホルモン剤を投与してもらう。ちなみに、その都度クリニックに行く必要があるので、交通費が毎回一五〇ドルかかる。一回の排卵日に向けてだいたい五回から八回行かなくてはいけないから、五回で済んだとしても七五〇ドルだ。三回挑戦したＩＵＩがすべて失敗に終わったとしたら？　八七〇〇ドルを支払ったというのに、見返りはゼロだ。

　アメリカ人の成人の三分の一が、急にお金が必要になっても四〇〇ドルを用意することはできないと答えている昨今、八七〇〇ドルは信じられないほど高額だ[1]。きちんと貯金をしている人でさえ、妊娠を目指して数ヵ月から数年にわたって精子を買い続ければ、あっと言う間に貯金が底をつく。

　しかも、お気づきだろうか。我らがロンダはクリニックに行くために何度も仕事を休まないといけない。彼女の収入は基本給と売り上げの歩合で決まるが、今の成績は下がる一方だ。クリニックに行くために顧客との約束に遅刻したり、商談を早々と切り上げたりしないといけないからだ。このままでは初期費用を支払うために組んだローンや、カードで借りたお金の利子を払うだけでいっぱいいっぱいになる。

　憐れなロンダはこの三ヵ月、ＩＵＩに挑戦してきた。三八歳。血液検査の結果によると卵巣に残っている卵子の数は少ない。年齢を考えると、卵子の質も問題だ。医者はすぐにＩＶＦに進むことを勧めた。ＩＵＩより経費はかかるが、妊娠する確率は高い。

ＩＶＦを受けるとしたら、一連の基本的な処置の費用の合計は二万六四〇〇ドルになる。新鮮な精子のバイアル一本と、その送料の合計一二五〇ドルも忘れてはいけない。さて、ロンダは手始めに採卵をして、一〇個の卵子を取り出すことができた。四〇歳前後の女性から採卵できる卵子の平均は八個だから、上々の数だ。[2]次のステップは体外受精か顕微授精（ＩＣＳＩ）だ。体外受精はシャーレに入れた卵子に精子をふりかけて奇跡が起きるのを待つ。顕微授精は、受精の確率を上げるために医者が健康な精子一匹を選び、針で直接卵子に注入する。ＩＣＳＩの費用は、クリニックと、授精させる卵子の数によって八〇〇ドルから二五〇〇ドルかかる。ロンダは二〇〇〇ドルを自腹で支払い、取り出した一〇個の卵子すべてを顕微授精することにした。

それから、医者と胚培養士は受精の成功をじっと待つしかない。最高のシナリオはすべての卵子が受精して分割を繰り返し、子宮に移植できる胚盤胞に成長することだ。

だがＩＶＦはどの過程においても、胚の質の低下との闘いだ。

ロンダは幸運にも八つの卵子が受精した。だがその後、いくつかの卵子は成長がとまり、胚盤胞にまで育ったのは六つだけだった。胚盤胞にまで育ったら、染色体や遺伝子の検査（着床前診断）をする。この検査は保険の適用外なので、胚盤胞ひとつにつき三五〇ドルかかる。だがクリニックによっては、最初の四つをまとめて二五〇〇ドル、それからひとつ追加ごとに二五〇ドル請求するところもある。ロンダは六つすべてを調べてもらい、三〇〇〇ドル支払った。検査の結果、三つは正常だった。かなり良い結果だ。

ＩＶＦの費用には胚移植にかかる経費が含まれているが、たいていのクリニックは着床しやすいように、胚盤胞の周りの透明帯に切れ目をつけて孵化を助けるアシステッド・ハッチング（孵化補助）を勧める。これには平均五〇〇ドルかかり、ほぼ保険の適用外だ。そういうわけで、六ヵ月間の諸々の経費を合計すると、冒頭の四万一八五〇ドルになる。

これでは、女性たちがアンダーグラウンドの精子マーケットに走っても不思議はない。

ホルモン注射のせいで情緒不安定な自分を、ロンダがどうにかやり過ごしていることも心に留めてほしい。普段の生活（友だちと飲みに出かけたり、ジムで運動したり、異業種交流会に参加したり、夜更かしして仕事を仕上げたり）は、完全に消えてなくなる。もうささやかな贅沢もできない。そもそも、そんなお金はない。お酒、美味しい食事、夜更かしといった様々な人生の楽しみを、妊娠の可能性をあげるためにずっと控えなくてはいけない。意志の弱い人にはとてもできない。

これまでの妊活で、ロンダは数えられないほど傷ついた。何十回もお金のやりくりでパニックになり、新しいクレジットカードを二枚も作った。そして毎月毎月、妊娠できない自分を思い知らされる。彼女は支出を減らすためにもっと小さなアパートメントへ引っ越し、古い車に乗り換え、定期的に通っていたマニキュアとペディキュアのサロンも、ほかの贅沢もすべてやめようと考えるかもしれない。妊活はとらえどころのない大きな賭けだ。ただひとつの目標である赤ちゃんのために、ロンダは修行僧のような生活をしている。

しかし、だからといって、それで妊娠と健康な赤ちゃんの誕生が保証されるわけではない。だが悲観的にならず、ロンダは初めてのＩＶＦで妊娠したことにしよう。ロンダは頑張った。双子を産んだって！

不妊治療のクリニックは、チャンスがあればすかさず患者からお金を搾り取ろうとしているとしか思えない。ＩＶＦの初めの一歩は、クリニックにお金を差し出すことだ。わたしの主治医のドクター・高慢ちきは、治療費の自己負担額を支払うまで、わたしに会うことも、電話でのごく基本的な問い合わせにも答えてくれなかった。あとになって、クリニックはわたしに二七〇〇ドルも余計に請求をしていたことがわかった。わざと間違えたとしか思えない。余計に支払った分は、わたしがドクター・高慢ちきにうんざりして転院してから、二ヵ月も経ってようやく返金された。明らかに、わざと高い料金を請求するクリニックもある。彼らは少しでも多くお金を巻き上げようと患者を囲い込み、複数回分のＩＶＦにかかる治療費を払わせようとする。その治療が患者の医療保険の適用範囲外でもお構いなしだ。クリニックは親になるという目的を阻む障害であり、恐ろしく卑劣だ。

試しに計算してみると、心が沈んだ。遡ること二〇二〇年、妊活を始めたころの話だ。わたしは自分が不妊治療の費用を賄えるか知りたかった。生殖医療にかかる高額な費用に対して不平を言うと、妊活の費用が払えない人はそもそも子どもを育てるお金もないだろうと批判をする人がいる。

だがそれは間違った意見だ。国勢調査によると、二〇一九年のアメリカの中間層の人の平均年収は三万一〇〇〇ドルをわずかに上回る程度だ。これでは一回のＩＶＦの費用にもならない。だが多くのアメリカ人は、もっと少ない収入でも子どもを育てている。

わたしは家賃、月々の支払い、保育費、食費、そして最低限の生活費やらを計算してみた。子育てをしながら暮らしていくのは、金銭的にかなり厳しそうだ。だがわたしの決心は変わらなかった。どうにかやりくりをして成し遂げてみせる。

このままワシントンＤＣにいるとして計算すると、子育てに必要な予算は少なくとも月に二〇〇〇ドルだった。衝撃的だ。今の家賃より高い。オペア・プログラムを利用するのはどうだろう。一九八六年にアメリカ政府が導入した制度で、外国人の留学生に部屋と食事を提供し、学費の一部を負担して週給を支払う代わりに、子どもの世話をしてもらうものだ。プログラムを利用するためには、運営団体に前金で約九〇〇〇ドルも払わないといけないが――この分は妊娠中に貯められるだろう――そのあとは子どもの世話の謝礼として週給二〇〇ドルから二五〇ドル（ひと月に八〇〇ドルから一〇〇〇ドル）の報酬を払うだけで済む。だが、その学生の部屋や子ども部屋を確保するために、もっと広い家に引っ越さないといけない。そうなるとオペア・プログラムを使っても使わなくても、費用はとんとんだろうか？

ほかの、もっと生活費が安く済む場所へ引っ越すという選択肢もある。ワシントンDCを離れたくないが、母親として犠牲を払わなくては。ピッツバーグかどこかへ引っ越せば、寝室が三つある家を一二〇〇ドル以内で借りることができるかもしれないが、これまでとは生活ががらりと変わってしまう。

初めは現実から目をそむけていたが、わたしには精子バンクで精子を買ってクリニックで治療を受けるのは難しかった。人工授精に数回失敗すれば、それでお金が尽きてしまう。赤ちゃんにかけることができる予算を現実的に考えるのは怖かったが必要なことだった。

低所得の人たちには特有の課題があるので、中間層の人たちよりもさらに非正規の精子ドナー市場に走りやすい。精子バンクと生殖医療クリニックでの治療が高額なのが一番の理由だが、わずかな予算の人は有給休暇をもらえるような仕事に就いていない。ということは、クリニックに行くために仕事を休むたび収入が減っていく。そして妊活中は頻繁にクリニックに行かなくてはいけない。採血、観察、そして様々な検査。もちろん毎回、交通費もかかる。すでに子どもがいる人は、その子たちの面倒を見てくれる人の手配をし、謝礼も支払わなくてはいけない。

クリニックでの不妊治療だけでなく、わたしが精子バンクで精子を買っていたとしたら、これまで実際に支払った額にプラスして、およそ三万ドルが必要だ。妊娠するまで何ヵ月もかかるとは思っていなかったが、自分が何を望んでいるかにかかわらず、いつかは精子を買うしかないときがくるかもしれない。

わたしは赤ちゃんを産むまでに、借金を清算し、多少の貯金をしたかった。記者としてそこそこのお金を、それこそ自分の予想より多くのお金を稼いでいたが、妊娠したときのこと、しかもひとりで育てていくことを考えると、ひとり分の収入では洒落にならないほど大変だった。

一九四二年、スキナー対オクラホマ州の判決では、連邦最高裁判所は有罪判決を受けた犯罪者の断種を規定する法律は違憲だったとし、〝生殖は人の基本的な権利で……存在と存続のために非常に重要なものである〟と宣言したが[3]、アメリカのほとんどの医療保険は、家族を築くために必要な生殖補助医療の費用を適用範囲外にしている。

生殖補助医療の助けが必要なアメリカ人のうち、必要な治療を受けている人はおよそ二四パーセントに過ぎない。[4]ロンダの例が示したとおり、恐ろしく高額だからだ。疾病対策予防センター（ＣＤＣ）によると、アメリカの七〇〇万人以上の女性（出産年齢の女性の約一二パーセント）が妊活を経験している。[5]また、男性の一〇パーセント近くが男性不妊か、精子の質が低下しているそうだ。[6]

アメリカで生まれる赤ちゃんのうち、親が生殖補助医療（ＡＲＴ）を受けて生まれる割合は二・一パーセントで、[7]ヨーロッパの半分ほどだ。[8]ヨーロッパの国々では生殖補助医療で生まれる子どもの割合が、アメリカより高い傾向がある。ほとんどの国が生殖補助医療を絶対に必要なものと考えているので、充分な公的資金がつぎ込まれている。一番多いデンマークでは六パーセント、ベルギーは四パーセント、スウェーデンが三・五パーセントだ。[9]

これまで説明してきたように、生殖補助医療は高額だ。そして歴史的に、ほとんどの州の保険法における〝不妊〟の定義は、男女のカップルに限定されている。そして女性の年齢によるが六ヵ月から一年間、避妊なしで性行為をしても妊娠しない場合に、保険が適用される。このため、シングルやゲイのカップルは自動的に保険の適用対象外になり、つまり、男女のカップルと同じ生殖補助医療を受けても、自動的にもっと多くの費用を支払うことになる。二〇一八年、ニュージャージー州はこの問題を解消するために州の保険法を改正し、子宮腔内人工授精（ＩＵＩ）に数回挑戦したものの失敗したシングルやレズビアンの女性にも適用できるようにした。この改正によって同性カップルにも生殖補助医療による妊娠の道が開けたが、それでもまだ、異性カップルより多くのお金を自動的に支払わないといけないことに変わりはない。それに加え、多くのゲイやレズビアンのカップルは、異性カップルのニーズに合わせて作られた従来の不妊治療クリニックは、彼らのニーズに合っていないし、希望も後回しにされていると感じている。偏見から、医者が子どもをもちたいと願う同性カップルに充分な治療を提供しなかったという報告もある。そんな話を聞いたら、まっすぐ非正規の精子マーケットへ行く人がいても当たり前だ。

モニークはこれまでずっと世話になってきた産婦人科医が、母親になりたいという自分の願いを邪魔するとは思ってもいなかった。だがモニークのパートナーの女性に会ったとたん、女性の産婦人科医はわずかに身を引き、半分も話を聞かず、質問にも答えず、精子ドナーの探し方の助言もしてくれなかった。その後も何度かクリニックに行って精子バンク、不妊検査、サプリメントについて尋ねたが、無愛想なままだった。モニークは気づいた。主治医はホモフォビア（同性愛や同性愛者を嫌悪する人）だ。

モニークはクリニックを替えたが、やがて生殖医療機関に頼るのはあきらめた。その代わり、フリーランスの精子市場の世界に道を見いだした。スーパードナーのロンの協力を得て、モニークとパートナーは現在、九ヵ月になった女の子を育てている。正規の方法ではなかったが、結果の出る方法だった。

「娘が生まれて、これまでのすべてが報われたわ」モニークは言った。

ＬＧＢＴＱ＋のカップルは生命倫理学者が言うところの〝社会的不妊《ソーシャル・インファーティリティ》〟に直面する。生物学的に子どもを産むことができないというわけではなく、自分の性的嗜好に基づいて選んだパートナーとでは子どもをもつことができないという意味だ。

この社会的不妊によって、子どもが欲しいレズビアンは、自分の体が自然に妊娠できる状態なのかを事前に検査する機会もないまま、生殖補助医療か、もうひとつの精子の世界へ突き進むようになる。

フリーランスの精子提供は、ＬＧＢＴＱ＋の人々のニーズを効果的に満たすことができると感じているレシピエントもいる。従来の医療機関で家父長主義的な態度を取られたり、偏見にさらされたりしないで済むからだ。

レズビアンのカップルの一方は、独特な悲しみを抱えることがある。少なくとも現代の科学では、ふたりのＤＮＡをもった赤ん坊が生まれることはない。レズビアンのカップルには〝うっかり〟妊娠することもなければ、〝あまり根を詰めずに〟とか〝成行きに任せて〟といったアドバイスは意味がない。レズビアンのカップルに赤ちゃんができることは決してないからだ。

赤ちゃんが欲しければ、固い決意と大変な努力をもって一歩一歩進むしかない。

ケリーの場合、現在のパートナーのベットに会う前に体外受精（ＩＶＦ）に三回挑戦したが、すべて失敗していた。最近になって、医者はケリーを子宮腺筋症と診断した。子宮筋層に子宮内膜組織が増殖して硬くなり、受精卵が着床しづらくなったり経血量が多くなったりする病気で、最終的にケリーは子宮を切除するしかなかった。

それでもまだケリーは自分の遺伝子を受け継いだ子どもをあきらめきれず、まだ残っている〝自分の〟卵巣から採取した卵子を使って〝ベットに〟子どもを産んでもらうのはどうかと考えた。だがベットがそんな複雑な医療処置を受けることを不安がり、ふたりはその選択肢を却下した。

その後、ふたりはフリーランスの精子ドナーを見つけ、ベットが月経カップを使った人工授精に挑戦し、最初の挑戦で妊娠に成功した。息子が生まれたあと、ベットは同じドナーの協力を得て、現在ふたり目を妊娠中だ。

だが万事順調というわけではなかった。息子が生まれたとき、ケリーは深刻な鬱状態になった。〝お腹を痛めた母〟として息子との絆を感じたい。赤ちゃんにおっぱいをあげたい。そんな憧れで頭がいっぱいだった。だが当時、医者や助産師は実際に出産したベットの心身のケアに集中していて、ケリーの痛みには誰も気づかなかった。

「悲しくて仕方なかった」ケリーは言った。「息子が生まれてからの数ヵ月、わたしは産後の鬱状態になったの。自分が産めなかったこと、ベットがおっぱいをあげていることがつらかった。だって知ってる？　赤ちゃんって自分におっぱいをくれる人だけが好きなのよ」

やがて時間が経つにつれ、ケリーは自分の感情とうまく付き合い、息子と深い絆を結ぶことができるようになった。だが、生まれたばかりの子どもが受ける様々な健診の際に、ケリーが悩みを打ち明ける機会があればもっとよかった。医療関係者はメンタルヘルスの研修を受け、レズビアンカップルの出産しなかった方、ゲイカップルの子どもと生物学的なつながりがない方の人にも、細やかな支援を提供してほしい。

さて、ケリーとベットの息子は八ヵ月になり、ケリーと息子の絆は日々深いものになってきた。おっぱいだけでなく、粉ミルクも飲むようになったので、ケリーがお世話をする機会も増えていた。

「やっと、自分もママだって思えるようになってきた気がするの」ケリーは言った。

「そんなの受ける必要ないでしょ？」激しい怒りをうまく抑えることができなかった。だが、目の前の看護師に八つ当たりをしたくはなかった。クリニックの看護師は、わたしの後ろに続く長い列に視線を走らせた。後ろに大勢の患者が待っていたって、かまうもんか。この看護師が言っていることを完全に理解するまで、ここから一歩だって動くつもりはなかった。

「申し訳ありません。でも、先生がお許しにならなくて。独身女性には必ず心理適性検査を受けていただいているんです」わたしの怒りをものともせず、彼女はきっぱりと言った。

わたしは看護師の背後に掲げられたクリニックの標語をにらみつけた。〈家族をつくろう。ご相談は一度にご夫婦一組ずつ〉。〝ご夫婦〟。つまり、このクリニックはわたしのような独り者の相手をする気がないのだと、改めて思い知らされる。診察に来るたびに、受付で「ご主人は？」と尋ねられる。ここにわたしの居場所はない気がした。

アンダーグラウンドの精子提供の世界でドナーを探しているレシピエントの大部分は、独身女性だろう。ドクター・高慢ちきのクリニックでわたしが直面したような経験をすれば、多くの女性がフリーランスの精子ドナーと自力で人工授精をする道を選ぶはずだ。そうすれば、少なくともクリニックで嫌な思いをしないで済む。

独身女性は不妊治療を受ける前に心理適性検査を求められることがよくあり、ひとりで子育てをすることができるかどうか判断される。夫婦であれば、そんな検査は求められない。そしてようやく不妊治療が始まっても、今度は健康な卵子がたくさんあった若いころに結婚しなかったことに対して、罰を受けているような気がしてしまう。

ひとりで不妊治療を受けようと決心する前に、多くの独身女性は自分の未来と、自分の未来の家族についてくよくよ嘆き悲しむ過程を経験する。夫を見つけて結婚し、夫婦で赤ちゃんを産むことをあきらめるのは、わたしも含めて、多くの女性にとって非常に困難な決断だ。そしてようやく一歩を踏み出してみると、今度は、自分たちは目標を達成するためのあらゆる段階において、〝別の〟一歩も必要なことを思い知らされる。

ドクター・高慢ちきのおかげで気づいたことがある。妻を殴り、子どもに満足な食事を与えず、飼い犬を蹴り飛ばす男と結婚するような女性でも、妊活のために何千ドルものお金を支払う前に心理適性検査を受ける必要はない。

わたしの心理適性検査をした精神科医も、こんなの馬鹿げていると言った。母親になるだけのために、家父長主義に根差した古い考えに基づいた、個人の領域に立ち入り見下すような検査を受けなくてはいけないことについて、わたしの代わりに憤ってくれた。

わたしは精神科医に三〇分ほど、母親になることについて自分の考えを語った。彼はわたしに、生まれた子どもは自分が精子ドナーで生まれたことについてどう思うか考えたことはあるか尋ねた。それから、出自について子どもに尋ねられたらどうするか、ドナーをどう選んでいるか、ドナーとどんな関係を築きたいか尋ねた。最終的に、彼はわたしが親になるにふさわしい人物だという書類を喜んで書こうと言ってくれた。しかも彼は、医者に渡す前にわたしが中身を確認できるよう、事前にわたしに書類を送ってくれた。精神科医も、不妊治療の門番を気取っているドクター・高慢ちきにうんざりしているようだった。

基本的に、ドクター・高慢ちきと精神科医がわたしの精神鑑定の検査結果についてやり取りし、前者がわたしを妊娠させるために莫大な治療費を受け取ることになる。わたしのことなのに、わたし自身はふたりの話し合いに参加できない。ひどい話だし間違っていると思うが、気に入らないことがあり過ぎて、どこから文句を言えばいいのかわからないほどだった。だからわたしは精神科医が送ってくれた鑑定結果をざっと確認すると、治療を受けることができるよう、そのままクリニックに渡した。

もちろん、精神科医への支払いもわたし持ちだ。クリニックで治療を受けようと思う独身女性に請求される、不公平な支払い案件がまたひとつ増えたわけだ。


ジェニファーは〝超子ども好き〟で、どんな集まりに出席しても子どもたちのテーブルに張りついて、子どもとおしゃべりをしたり遊んだりする。

「子どもが大好きなの」黒髪に茶色い瞳の彼女は言った。「よその人の子どもも大好き。どんな子どもにもめろめろになっちゃう。いつか自分の子どもをもつと思ってた。夫が欲しいと思ったことは特にないけど、子どもが欲しいとはずっと思ってたわね」

ジェニファーは気分によって、学校の先生のような優しい雰囲気と、ドナーで誕生した子どもの権利について専門的に語る熱い雰囲気の間を行ったり来たりする。

アメリカ南部の特に保守的な地域の、敬虔なキリスト教徒の家庭に生まれ、三人きょうだいの一番上だ。高校生のときにはもう、いっしょになりたいと思う男性に出会わなかったら、ぜひともシングルマザーになろうと考えていた。当時はぼんやりとしかイメージしていなかったが、おそらく精子バンクと最先端の医療のお世話になるのだろうなぁと想像していた。

ひとりで子どもを育てることは、基本的に〝プランA〟だ。ジェニファーがそう指摘したように、ひとりで子どもを育てるのは、躾や食事、学校は私立にするか公立にするかについて、夫と意見のすり合わせをする必要がないのですごく楽だ。三八歳で選択的シングルマザーになったジェニファーは、ありのままの自分の人生を満喫している。

ジェニファーが三〇代半ばに検査を受けてみると、残っている卵子の数が少なかったので、医者は彼女にこう言った。「奥さん、子どもが欲しいなら、今すぐ旦那さんと妊活を始めた方がいいですよ」

「先生、わたしのファイルをご覧になってないでしょう、独身なんですって言ったの」ジェニファーは笑いながら教えてくれた。翌年一年かけて、彼女はコンサルタントの仕事を軌道に乗せると、自分の住みたい場所に引っ越し、医療保険の支払いを始めた。

さあ、準備万端整った。

大学時代から仲のいいゲイの親友に頼み、自宅で何度か授精を試みたがうまくいかなかったので、ジェニファーは非正規の精子提供の世界に足を踏み入れた。ひとり分の収入で生活する独身者として、唯一の選択肢だからというわけではない。ドナーで誕生した人たちの経験について調査した結果、そうしたいと考えたのだ。

「わたしにとって、子どものもう半分の出どころを知るのは、大切なことでした」彼女は言った。「とても重要な、ものすごく重要なことだと思ったからです」

オンラインだろうが、友だちの紹介だろうが、ジェニファーは自分でドナーについて調べたかった。彼女は自分の希望がはっきりわかるよう整理した。

「じっくりと考え始めたの。今まで会った人のなかで、わたしの子どもの遺伝上の父親になってほしい特徴のある人は誰だろう？　って。創造力のある人、野心的な人、好奇心いっぱいの人」ジェニファーは言った。

「たくさんの人が、いいよ、喜んで協力するよと言ってくれて、わたしは幸運だった。でも、不運だったのは、妊活がどういうことかわかってる人がほとんどいなくて、計画しても滅茶苦茶だった」彼女はつけ加えた。「今だ！　というときに来てくれる人がひとりもいなかったの」

ジェニファーはフェイスブックのグループや〈ジャスト・ア・ベビー〉も調べ、恋愛感情なしに協力して妊娠と子育てをする相手を探す〈コペアレンツ・コム〉まで調べた。

「プロフィールを載せるだけで、けっこううまくいったの。〝独身の白人女性で、こうこういう特徴のドナーを探しています。興味や質問があったら連絡をください〟って」

初めての妊娠の相手は、デートアプリの投稿に返信をくれたドナーだった。

だが、新型出生前診断（NIPT）を受けてみると、赤ちゃんには遺伝子異常があり、深刻な障害をもって生まれるか、生まれても長く生きることは難しいとわかった。彼女は医学的な理由から、悩んだすえに中絶という苦しい決断をした。

「赤ちゃんの病気が理由で中絶したことを口にする人はいないの」ジェニファーは言った。

「わたしは息子のことをずっと考えてた。会うことができなかった、お腹のなかの小さな子どものことばっかり。その間ずっと、わたしはひとりぼっちだったわ。中絶の話をするのは難しいから」

ジェニファーは長い間フリーランスの精子ドナーと妊活をしていたが、精子バンクのドナーに鞍替えした。名前も知らない人の精子で子どもを産もうとすること以上に、彼女は精子バンクの考え方に違和感を覚えた。精子バンクは彼女とはまったく異なる価値観でドナーを薦めてきた。ジェニファーは見た目よりも性格でドナーを選びたかったが、精子バンクはそういった情報はもっていなかった。

「ドナーを検索しようとしても、好奇心や野心や創造力なんて項目はないの。それでどうやって精子バンクでドナーを選べばいい？」

ジェニファーが最終的に選んだドナーは、精子提供によって生命をつくり出すことの重大さをよく理解しているように見える、若過ぎない男性だった。子どもが一八歳になって連絡を取りたいと思ったら身元を明かすことに同意しているドナーだ。ジェニファーは彼の精子のバイアルを五本買い、自宅で授精に挑戦した。クリニックの世話になるつもりはなかった。三度目の挑戦で妊娠に成功し、二〇二〇年の三月、帝王切開で娘を産んだ。「コロナで世界がロックダウンする一〇日前よ」

「看護師さんがわたしの横に小さな娘を寝かせてくれたとき、すべてはこの子のためだったんだってわかって、心が安らいで、幸せな気持ちでいっぱいになった」ジェニファーが言った。「ずっと追い求めていたものが、やっと、やっと実現したんだって」

娘が生まれる前から、ジェニファーは同じドナーから生まれた異母きょうだいを育てている家庭を探すために、フェイスブックのグループや〈ドナー・シブリング・レジストリ〉を調べ始めていた。すぐに、少なくとも三〇の家庭が、娘の異母きょうだいを育てていることがわかった。ジェニファーがもともと、精子バンクではなく、精子を提供する家庭の数を自ら制限しているフリーランスの精子ドナーを利用したいと考えていたのは、こういう事態を避けるためだった。

「三〇は多過ぎる」ジェニファーは言った。「わたしは同じドナーを利用した家族のフェイスブックのグループの世話人をしているの。自称、家族の歴史記録人ね。人数や病気を記録するの。子どもたちが大人になって自分たちで記録をつけることができるようになるまで、誰かがやらないといけないから。それでも、わたしたちのドナーからどれだけの子どもが生まれているのか、誰にもわからない」

ジェニファーは娘の異母きょうだいの家族とつながっていることに満足している。より大きな、広がった家族に属しているような気持ちになれるからだ。三〇家族のうち、およそ半分は性的マイノリティの家族で、残り半分のほとんどは選択的シングルマザー、二家族は男女の夫婦の家庭だ。フェイスブックの家族グループはコロナが流行り始めたころにスタートした。どこの家庭の子どもも小さかったので、幼い子どもとずっと家に閉じ込められているストレスを分かち合うことで強い絆が生まれた。だが難しい問題もある。

「たとえば政治の話で気まずい思いをすることがあったわ。グループに熱狂的なトランプ支持者がいるの。わたしは今までそういう人たちと付き合ったことがなかった。でも子どもが異母きょうだいだから、距離を置くわけにもいかないでしょ」

それでも、ジェニファーは自分が新しいつながりを歓迎していることに気づいて、驚きを隠せないでいる。

「こんなに深く関わる気になるとは思ってなかった。でもドナーの子どもたちを見ていると、娘とよく似ているの。家族だな、って思う。ごく自然にそう思うの」

娘が九ヵ月になったら、ジェニファーは次の赤ちゃんに挑戦しようと思っていて、同じドナーの精子を使うと決めていた。お金がかかるので体外受精ではなく、娘のときと同様、自宅での人工授精だ。二回目の挑戦で妊娠に成功し、二〇二一年に女の子が生まれた。

最近、彼女は三人目かつ最後の子どもの妊娠に挑戦しようと考えている。

ジェニファーは同じドナーのバイアルをもう一本持っているので、助産師の都合がつき次第、助産師に手伝ってもらって自宅で人工授精をするつもりだ。

「わたしの人生にはまだ足りないものがあるなって思って。そしてそれはパートナーじゃないの。欲しいのは子ども。もうひとり、ね」

ジェニファーの自信と夢への一途さに触れて、わたしはたくさんの勇気をもらった。彼女は最終的に精子バンクのドナーを利用することにしたが、選択的シングルマザーとして毎日、仕事と子育てをうまくこなしている。

彼女の話を聞いて改めて思ったのは、アンダーグラウンドの精子市場に踏み出す人も、シングルマザーになる人も、ほかに選択肢がないからだ。

11章

あなたは父親よ、おめでとう

トレント・アルスノーは自分の家の玄関に連邦捜査官たちが突然現れ、家宅捜索を求めるとは夢にも思っていなかった。

だが二〇一〇年、この自称〝敬虔なキリスト教徒の童貞〟は、食品医薬品局（FDA）が捜索の対象にした最初で最後の精子ドナーになった。[1]

FDAの生物製剤評価研究センター（CBER）はトレントに個人的な精子提供をやめるよう命令し、これまでの提供行為に対して一〇万ドルの罰金を科した。二〇一〇年、捜査官たちは彼の家を四回捜索している。このカリフォルニア男は、それまでに四六人のレシピエントに三二八回、精子を提供していた。[2] 捜索が入った時点ですでに一四人の子どもが生まれていたが、トレントは捜索を受けている期間も提供を続けていたので、その後、少なくとも二五人に増えている。彼は性行為での精子提供はしていなかったが、六ヵ月ごとに性感染症検査（STI）

を受け、三にレズビアンカップルに対して、二〇〇六年から無料で新鮮な精子を提供していた。CBERによるとトレントが捜索の対象になったのは、連邦法と生体組織の提供にかかる決まりに違反したからだ[3]。彼は精子バンクやクリニックを通さずに精子を提供し、精子提供の一週間前にその都度実施するべき徹底的（かつ高額）なSTI検査を受けず、精子を凍結して六ヵ月間保管することもしていなかった。

だが現在ではもっと多くのドナーが精子提供をしているという事実にもかかわらず、FDAは一〇年以上前にトレントに停止命令を出してから、一度も、ひとりも、精子ドナーを処分していない。

フリーランスの精子提供が爆発的に広まっている現在、当局はすぐにでも取り組む必要がある。増大する個人間での生殖活動を規制するためにどうするか、あるいは何もしないのか。CBERが唯一実施したトレントの家宅捜索と精子の提供停止命令は、倫理的にも法的にも、厄介な疑問を当局に投げかけることにしかならなかった。だからこそトレント以降、ほかのフリーランスの精子ドナーが同じような罪に問われずに済んでいるのだ。その疑問は〝どのような条件下では、政府はドナーにレシピエントを妊娠させてはいけないと言うのか[4]〟ということだ。

FDAがいわゆるフリーランスの精子ドナーに求めている、高額な費用がかかる検査や厳密な決まりは、ドナーがレシピエントの〝性的に親密なパートナー〟であれば適用されない。問題は連邦政府が〝性的に親密なパートナー〟を明確に定義していないことだ。この手抜かりがトレントの裁判の論点になった。実際、ＣＢＥＲは言い張るしかなかった。「それは、言葉通りの意味で……それ以上の説明は必要ありませんよ」[5]

トレントやほかのドナーたちは、精子を月経カップ等で膣に注入するということも、ふたりが〝性的に親密なパートナー〟であると解釈することができ、その精子がレシピエントに余計な危害を加えることもなければ、生体組織の提供にかかる法を犯すものではないと主張した。

この主張が認められたら、トレントやすべてのフリーランスの精子ドナー、そして彼らの精子を使ってクリニックで人工授精をしようと考えているレシピエントにとって朗報だ。今のままではレシピエントがフォルクスワーゲンの後部座席ではなくクリニックでの授精を希望すると、子宮腔内人工授精（ＩＵＩ）や体外受精（ＩＶＦ）を考える以前に、ドナーは高額な検査と、精子を六ヵ月凍結する検疫を受けなくてはいけない。主張が認められたら、一部のクリニックが求めている心理適性検査や法的な契約書の写しの提出といったお役所的な冷遇がなくなる一助になるだろう。

トレントの解釈は、まさに彼の住むカリフォルニア州の法律の解釈と同じだ。カリフォルニア州では、自宅で人工授精をするドナーとレシピエントは、どんなペアでも〝性的に親密なパートナー〟だと考えられている。

残念ながら、FDAはトレントの〝性的に親密なパートナー〟に関する主張は単なる言い逃れに過ぎないとして、二〇一二年、トレントに当局の指示通りに検査を受け、許可証を得るまでは、精子提供を停止するよう言い渡した。

連邦政府が明確に定義していないことから、アメリカ国内の多くのクリニックは、〝性的に親密なパートナー〟とは、〝今現在の恋人で、将来的に子どもの親になる人〟だと考えている。そのため、カリフォルニア州では〝性的に親密なパートナー〟と認められている個人の精子ドナーの新鮮な精子を、他の州のクリニックでは使うことを許さない。FDAに目をつけられたり、あとになってドナーとレシピエントが養育費や親権で争う法廷闘争に巻き込まれたりするのが嫌だからだ。ドナーとレシピエントに、子どもの親になるという誓約書に署名をさせるクリニックもある。この考えは（わたしは間違った考えだと思っている）、ドナーを自分で選びたいと考えている女性にとっては大きな障害になるだけでなく、アンダーグラウンドの精子市場にいる多くの精子ドナーにとっては明確なリスクになる。

トレントのようなスーパードナーを制限するために、規制や厳しい決まりを求めている人もいるが、実現は難しそうだ。生殖医療に関わる医療従事者が集まるアメリカ生殖医学会の倫理委員会の前会長、ジュディス・ダールが言う。

「アメリカ人は生殖を規制の対象にしようという気になれないんですよ」中絶は別問題のよう

だが、ジュディスはそう言った。「我々の社会では、誰の子どもを産むか、何人の子どもを産むかといったことは、個人の決定を尊重するべきだと考えられています。だからといって、わたしはひとりのドナーが何十人もしくは何百人もの子どもの父親になることを素晴らしいと思っているわけではありません。ただ、ドナーが生殖の分野でできることについてルールを決めようとするならば、一人ひとりについて考え、平等に扱わなくてはいけません」

ドナーを〝性的に親密なパートナー〟と認める州の存在が、ドナーは生まれた子どもの父親であると考える州の法改正を推し進めることができるかもしれない。アメリカの五〇の州はドナーについてそれぞれ異なる法を定めている。つまり、オレゴン州に住む友人にできることが、バーモント州、フロリダ州、テキサス州に住んでいたらできない。レシピエントは自分が住んでいる州の法律はどう定めているのか、調べる必要がある。

「わたしが読んだなかで一番馬鹿げていると思ったのは、バージニア州の高等裁判所の判決ね。選択的シングルマザーの女性が自宅で、男友だちの精子で人工授精をしたの」サンフランシスコを拠点に活動している家族法の専門家デボラ・ウォールドが言った。「彼女はターキーバスターで精液を膣に注入した。ほら、オーブンで焼きながら七面鳥に肉汁をかけるスポイトみたいなやつよ。バージニア州の法律では生殖補助は医療器を使用して行うと定められている。裁判所はターキーバスターは医療器具ではなく調理器具だ、だからその男友だちは単なるドナーではなく、赤ん坊の法的な父親だという判決を下したの」

二〇一五年四月の判決は、ジョイス・ローズマリー・ブルースとロバート・プレストン・ボードワインの口約束に基づいて出された。[6] ロバートが精子を提供し、ジョイスがターキーバスターを使った結果、二〇一〇年にジョイスは妊娠した。ジョイスとしては、性行為をしたわけではないからロバートはただの精子ドナーだと主張し、自分の親権を守ろうとした。ロバートとしては、今後も育児に積極的に関わり、ジョイスと共に親としての様々な決断をしていきたいと考えていた。ふたりはそれぞれの意向をすり合わせた契約を結んでいなかった。

「きちんとした契約書に近道はないの」精子ドナーは〝性的に親密なパートナー〟だと認めるというカリフォルニア州の法律の草案を書いたデボラはつけ加えた。

ロバートが提案した子どもの名前をジョイスが却下すると、ふたりは仲が悪くなった。男の子が生まれて、ロバートが病院に会いにくるまで、ふたりは五ヵ月も会っていなかった。

あとになって、ジョイスはロバートが病院に来て気まずかったと言った。ジョイスは自分の思う通りの契約を結ぼうとしたが、ロバートは法廷に訴えた。ジョイスの敗因はひとえに人工授精に使った道具だった。

「父親への道はしきたりにとらわれるものではありません」裁判官はそう言い、ロバートの親権は守られた。

この話を聞いて心配になったので、わたしは初め、フリーランスのドナーの精子を使ってクリニックで授精したいと考えた。だがほとんどのクリニックは〝性的に親密なパートナー〟の柔軟な定義を受け入れようとしない。その結果、レシピエントたちは非正規の精子ドナー市場へと流れていくのだ。

何千ドルもの莫大な費用も理由のひとつだろう。採取された精子を検査し、それから凍結して六ヵ月保存する。凍結の直前、精子とドナーは性感染症の再検査を受ける。すべての費用はレシピエントが払う。精子を凍結保存するといった手間が、不妊治療に時間がかかる理由のひとつになっている――あなたが〝高齢出産〟といわれる三五歳以上ならば、半年も待っていられないだろう。

残念なことに、ＦＤＡはカリフォルニア州に追いついていない。そして、当局が近いうちに〝性的に親密なパートナー〟の定義を明確にしようとする動きもない。

わたしは妊活を始めた早いうちに、メリーランド州を拠点にする弁護士、メリル・ローゼンバーグと契約を交わした。彼女は生殖補助医療に関わる法律の専門家で、メリーランド州のその分野に関する決まりの草案をつくった。わたしとコンキスタドールが交わした契約書をつくってくれた弁護士でもある。

初めてメリルと話をしたとき、わたしは頭がくらくらした。わたしがFDAの定める、お役所的な手順を従順に踏む〝指示に従うドナー〟の精子を使うと言うと、メリルは満足そうだった。だがその後、アプリで見つけたドナーと自宅で授精をすることにしたと伝えても、メリルは困惑を表に出したり、わたしに意見しようとしたりしなかった。

「それもいいかもね、人工授精（AI）なら」彼女は言った。「AIよね？」最後の言葉はクエスチョンマークのついた質問文だったが、命令するような強い口調だった。

わたしはもちろん、そうだと言った。その時点では、わたしとコンキスタドールはそのつもりだった。

それから、メリルはわたしと子どもの未来に起こりえる様々な事柄（ほぼ恐ろしいことばかりだ）を挙げ、わたしにどうしたいかと尋ねた。

「あなたが死んだら？」

「まだわからないわ。誰と暮らしてもらったらいいんだろう」

「ちがうわ、わたしがききたいのは、あなたが死んだら、ドナーはその時点で子どもの親になりたいと言い出すと思う？　あなたはそうなってもいいと思ってる？」

うわっ。そんなこと考えたこともなかった。

「うーん……パス！　彼と話をしてみないと。今はまったくわからないわ」

「生まれた子どもの親権を他の人に託すとして、その人はあなたの希望を尊重して、子どもをドナーに面会させてくれるかしら？　それができるよう、ドナーの近くに住んでいる人を選ぶことにする？」

〝くそっ、メリル、勘弁してよ〟わたしは思った。頭のなかで新しい心配事が星の数ほど押し寄せてきて、驚くような怖いような気持ちだ。

「子どもとドナーが連絡を取り合えるようにしてくれる人を選ぶわ。それは絶対よ。でも子どもが一八歳になったとき、その人がどこに住んでるかなんて予想できない。第一、わたしはそのとき死んでるんでしょ」

「ドナーのおかげで子どもが生まれたとして、その後、理由はなんであれ、彼がもう血のつながった子どもをつくることができなくなったとするでしょ。そうなったら、自分と血のつながっているあなたの子どもの親権を欲しくなったりしないかしら？」

「ちょっと待って、メモするから」わたしは言った。

弁護士を雇う利点は、こういった自分では気づけない落とし穴を事前に埋めておけることだ。メリルの助言なしでは、わたしはドナーとこういった話はできなかっただろう。

「万人にぴったりの契約書なんてないの」彼女は言った。「フリーランスの精子ドナーとレシピエントがうまくいっている例はたくさんあると思う。でもそれは、ドナーが自分は単なるドナーであって親ではないと理解していて、それでいいと思っている場合のときだけ。お互いが完全に同じ考えでいるかどうか確認することが重要よ」

メリルは親になろうとしている人々に、弁護士に会って契約書の下書きをつくってもらうよう強く勧めている。契約書に入れる必要があるもの、入れる必要がないものを正確に整理するには弁護士の専門知識が不可欠だ。

それぞれの利益を平等に守るため、ドナーとレシピエントは別々の弁護士を雇うべきだ。たいていの場合、ドナーの弁護士費用もレシピエントが負担する。だがコンキスタドールは寛大にも彼自身で支払ってくれたし、ほかにも自分で払ったドナーはいた。

メリルはドナーと子どもの交流を維持することにはリスクもあると言った。心理学と子どもの発育という面から考えると、法律に守られた権利と子どものための権利の間は、力の均衡を保つのが難しい。合意された契約の程度にかかわらず、両者は長い付き合いになるのだから、事前に予防策を講じておくに越したことはない。

「子どもにドナーを〝パパ〟と呼ばせるのは絶対にだめ。ぬるぬるした坂道みたいなものだって、いつも警告しているの。ドナーが親として振る舞うようになると、ちょっとしたことでも親権を取るために有利な実績になるの」

遺伝子検査や様々なスクリーニングが可能になったことによって、子どもが父親について調べ始めたら、それを妨げることはほとんどできないと、メリルは言った。

これから親になろうとしている人は、パートナーになりそうな人がいるとしても、自分が子どもに関わることはすべて決める、究極の決定者になるということを肝に銘じておかなくてはいけない。そうすることで、ジョイスとロバートのような状況を避けることができる。ふたりは残りの人生を子どもの共同養育者として過ごすことになっている。

同意していた範囲を逸脱すると、人生や家族関係に壊滅的な影響を与えることになる。


アリ・ナーゲルは世界中を飛び回るスーパードナーで、彼の人生は一見かなり魅惑的だ。彼が自分の写真を投稿するのは珍しいことではない。シャンパンを飲んでいる写真を見れば、そこはファーストクラスの機内で、これから異国情緒漂う新たな地へ子どもをつくりに、もしくはすでに生まれた子どもに会いに行くところだろうとわかる。

だが現実は魅惑的とはほど遠い。彼の給料は差し押さえられ、五人の女性が産んだ九人の子どもに養育費を支払っている。五人の女性のうち四人のシングルマザーが、生活苦を理由にアリに子どもの養育費を求めてきた。アリの給料の半分以上は養育費に消えていく。経済的に苦しくなり、彼の精子を待っているほかの女性たちに提供することができなくなった。

FDAが〝性的に親密なパートナー〟を、〝互いに体液をやり取りする相手〟と定義したら、アリはこういった問題を抱えることになかっただろう。そうなれば規制が緩んでフリーランスの精子ドナーもクリニックでレシピエントと人工授精ができるようになるかもしれない。それにもしかすると、月経カップ等を用いた妊活であるかぎり、自宅での人工授精の相手としてフリーランスのドナーを正規に検討することができるかもしれない。

経済的に苦しくなったにもかかわらず、アリは養育費を求めてきた女性を悪く思っていない。「前言を撤回する女性がいても、べつに驚くことじゃないさ。むしろ七〇人いる母親のうち、五人しか支援を求めてこなかったことの方が驚きだよ」アリは言った。

最近、一歳の子どもを育てている母親が、二五〇ドルの病院代のうち五〇ドルを払ってくれないかと言ってきた。アリは全額払ってやりたいと思ったが、彼には五〇ドルさえ払うことができなかった。

アリの経験は、いま精力的に活躍しているドナーへの重要な警告に満ちている。彼らの多くは契約書への署名に懐疑的だ。契約書は父親が果たすべき義務が羅列されたあくどい証拠で、署名などしたら、いずれ家庭裁判所に呼び出されるはめになると思っている。

初めから、わたしとロイヤーはお互いを守るために法的な契約書を作成した。だが、クリニックが関わる範囲では、彼はわたしの恋人ということになっている。

ロイヤーが最も警戒したのは、わたしが養育費を求めてくることだった。そしてわたしの一番の心配は、彼がわたしから子どもの親権を奪おうとすることだった。契約書のなかでふたりは恋人だと記述しなくてはいけなかったので、互いの立場は弱いものになったが、わたしたちは相手を信用していた。互いを信用できることはふたりにとって重要だった。

契約書を作成するかどうかは、フェイスブックでも議論が白熱するテーマだった。あるグループは、契約書はドナーがレシピエントに授精させる際に双方の目的を明確にする役に立つと考えている。契約書の作成に反対するグループは、誰が子どもの生物学上の父親かと明記している書類に署名をするということは、法的な支援を受けるよりも法的な責任を負わされることになると考えている。わたし自身、レシピエントがあとになって契約書を子どもの生物学上の父親が誰かという証拠として使い、養育費を払うはめになったドナーを何人も知っていた。

多くのレシピエントが弁護士に謝礼を払って契約書を作成してもらう代わりに（わたしは一〇〇〇ドルを支払った）、インターネットで契約書を見つけてダウンロードする人もいる。だがこれはとても危険だ。フリーランスの精子ドナーについての規制は州によってまちまちなので、子どもと引っ越す予定があるなら慎重に考えた方がいい。それに、こう言ったら心が折れるかもしれないが、あなたは弁護士ではない。あなたには自分と子どもを守ることができない。絶対に専門家の知識が必要だ。妊娠するためにお金を払うことに腹を立てる人がいたら、わたしはこうも言うだろう。文句を言わずに払いなさい。いま払わずに、いつ払うの？

サンフランシスコを拠点にする家族法の専門家で、フリーランスの精子ドナーにかかるカリフォルニア州の法律の草案をつくったデボラ・ウォールドは、非正規のオンライン上の精子提供が増大する傾向を、懸念と疑念をもって見守っている。

「弁護士から見ると、フリーランスの精子提供は危なっかしくて仕方ないわ」デボラは言う。「事前によく検討するべきことを平気で飛ばす人がいるの。インターネットから引っ張ってきた契約書で済ませようとする人もいるし、契約書を作成しようとも思わない人がいる」

カリフォルニア州ではシングルマザーでも自宅でドナーと授精をすることができるのは、デボラのおかげでもある。なぜそれが重要かというと、アメリカのほとんどの州の家庭裁判所は、精子バンクの精子を使っていない場合、精子提供者とレシピエントの双方を親と見なす傾向があるからだ。その生物学上の両親の一方が、自分は精子を提供しただけだと考えていたとしても関係ない。その結果、親権や養育費の問題が起こり、子どもがトラウマを抱えることになる。いい加減な子づくり計画とあやふやな法制度のせいだ。特に法制度は、ドナーで誕生した子どもたちの本質に追いついていない。

何十年にもわたって、デボラは最前線で、提供精子や提供卵子で親になりたいと考えているLGBTQ+の人たちの権利と保護の拡大に努力を重ねてきた。多くの選択的シングルマザーとフリーランスの精子ドナーのために契約書も作成した。

デボラはほかの弁護士とともに、人々が法に従わず、合法的な契約書も作成しない困った状態をどうにかしようとしている。

「弁護士は二種類に分けられる。水先案内人もしくは管理人ね。水先案内人は人々を目的地まで安全に送り届ける。そして管理人は無法地帯を整理整頓する。管理人の方が儲かるけど、わたしのように生殖補助医療の分野で活動している弁護士のほとんどは、水先案内人になりたいと考えている。でもインターネット上の精子提供の世界は、水先案内人を通り越して、管理人の仕事をいきなり増やしているわけ」

デボラはレシピエントとドナーが安易な近道を選択することについて、自分の怒りを隠したり、控えめな言葉を使ったりしない。あらゆることを見てきたからだ。

ある日、ひっきりなしに精子を提供している男性から電話があった。彼はレシピエントのひとりが養育費を求めてきたことに驚き、慌てていた。

「事前によく考えなかったの？　あなたはセックスをした」デボラは言った。「あなたは精子ドナーじゃない。あなたは父親よ、おめでとう！」

この男性はデボラに助けを求めた時点で、一〇人の子どもの父親になっていた。

「〝精子ドナー〟という言葉を口にしたり、その場しのぎの契約書に書いたりするだけで、法的に認められると考えている人がいると思うと、ぞっとします。アメリカのどの州に行ったって、そんなの通用しない」

デボラは月経カップ等を使う人工授精（ＡＩ）と性行為を行う自然授精（ＮＩ）の議論に高い関心をもち、そして不快感を抱いている。

「この国には、セックスをして赤ちゃんをつくることを、生殖補助行為だと認める州はないの」デボラは言う。「赤ちゃんをつくるために男性とセックスをすれば、その男性が子どもの父親なわけ」

つまり、あとになってドナーが子どもの人生に関わりたいと考えたら、あなたの子どもは確実に親権をめぐる争いに巻き込まれることになる。

わたしにとって嬉しくない助言もあった。「ドナーに子どもとの交流を許していると、親権を求められたとき、あなたの立場を危うくすることになる。きちんとした契約書を作成し、クリニックか自宅で人工授精をしていたとしても関係ないの」

法律はこの新しい形の家族を守るべきだ。ドナーは養育費の心配をすることなく自分の精子で生まれた子どもとつながることができるべきだし、親になったレシピエントは自分と子どもという家族の形を危険にさらすことなく、子どもに生物学上の父親と関わる機会を与えることができるべきだ。だが実際は、法律が現実の人間の行動に追いついていないことがある。「みんなぶっつけ本番で先に進んでいる。それでうまくいくときもある」デボラは言う。「気軽に精子提供をしている友だちがいて、すごくうまくいっている。でも多くの州には、現時点で正しいと定められた正しい精子提供の方法があるの。もし正しい方法に従えば、契約書の言葉は実際に法的な力をもつようになる。フリーランスの精子提供についてわたしが心配してい るのは、みんな自分が住む州ではどうすればいいのか、時間をかけて理解しようとしていないことなの」

〝間違った〟方法でやると、悲しい結末を招くことになるかもしれない。

クリス・ウィリアムズはまもなく四歳になる息子について語るとすぐに涙ぐんでしまう。息子にはもう二年近く会っていない。クリスはレズビアンで、元パートナーの女性と息子の親権をめぐる闘いに破れ、母親としての身分が息子の出生証明書から削除されてしまった。「昔のビデオを観ては泣いている」彼女は五一歳、男役のレズビアンだ。「息子に会いたくてたまらない。わたしが追い出されてから、あの子はどうしているんだろう」

クリスは息子に忘れられてしまうのではないかと心配している。

連邦最高裁判所は二〇一五年のオバーゲフェル対ホッジスの裁判で同性婚を認める画期的な

判決を下したとき、親権についても定めている。

婚姻や親になる権利は、同じ年のパヴァン対スミスの裁判において、範囲が拡大した。連邦最高裁判所がすべての州に、異性カップルと同じ権利をクィア（性的マイノリティや既存の性のカテゴリに当てはまらない）カップルにも認めるよう定めたのだ。これによって、カップルの〝お腹を痛めてない方〟も、親として出生証明書に名前が記載されることになった。この法的選択肢によって、クィアカップルは異性夫婦と同じ、親としての権利をもつようになった。LGBTQ＋のカップルにとって大きな勝利だ。

だが同性愛者のカップルは、いまだにアメリカ全土の下級裁判所において、独特の窮地に取り残されたままだ。

クリスは現在、アメリカのレズビアンカップルの〝お腹を痛めてない方〟が経験しうる最悪のシナリオのなかで生きている。

二〇二三年二月、オクラホマ州の郡裁判所は、元パートナー、レベッカ・ウィルソンが提供精子で産んだ子どもに対して、クリスはなんの法的権利ももたないという判決を下した。「厳しい判決で、散々な結果だ。家族をばらばらにされた」クリスの弁護をしたオクラホマ州の弁護士、ロブ・ホプキンズが言った。

裁判所の判決は、クリスは一度も法的にその子どもを養子にしたことがないので、オクラホマ州の法律では親になることも、何らかの権利をもつこともできないというものだった。裁判官はクリスに、子どもとの法的な関係を固めるために必要な段階を踏んでこなかったと指摘した。

「体が急に震え出して」クリスは非営利のニュースウェブサイト〈ザ・ナインティーンス〉で語った。[7]「つまり、純粋な恐怖を覚えた。クィアは存在を消されてしまうのかと思った」

クリスと元パートナーのレベッカは数年付き合ったころ、インターネットで精子ドナー、ハーラン・ヴォーンを見つけた。レベッカがハーランの精子で息子を妊娠し、ふたりの女性は息子が生まれる前に結婚した。ふたりの名前は息子の出生証明書に書かれている。

二年後、レベッカはクリスに離婚を申し立て、ハーランと暮らし始めた。しかも、息子の出生証明書からクリスの名前を外し、ハーランを子どもの法的な父親とする訴えを起こしたのだ。ハーランはいつも自分はゲイだと言っていたから、クリスは仰天した。だがハーランは裁判で、自分とレベッカはロマンチックな男女の関係だったと主張している。

レベッカとハーランはその後、もうひとり子どもをもうけている。

なぜ子どもと養子縁組をしていなかったのかと尋ねると、クリスは言った。

「なぜって、なぜ？」

裁判官は出生証明書を充分な法的根拠とは考えなかったのだろうと、コロラド州の弁護士エレン・トラックマンは言った。彼女は生殖補助医療関連の法律の専門家で、〈あなたのお腹に赤ちゃんを!〉というポッドキャストを主催している。

ほかの州でも出生証明書だけでよしとするところは少ないと、エレンは言った。だが、救済策がある。二〇二二年、コロラド州の議会は、ドナーで誕生した子どもの親がその子どもと養子縁組をする際は、手続きを簡略化することができるという法案を可決した。

LGBTQ+のコミュニティは、オクラホマ州の判決が危険な先例となって、他の州に住むクィアの親も子どもを失うことになるのではないかと懸念している。そうならないよう訴える運動が期待されている。クリスの弁護士は、〝お腹を痛めた方〟ではない親は必ず子どもと養子縁組をするべきだと言いながらも――異性カップルの男性であればこの追加の手続きが必要ないことに憤慨している。

現在、クリスはまた息子に会える日がくることを想像してばかりいると言う。

「それしか考えられない。いつも頭に浮かんでしまって。その日が来るとわかったら、すぐに準備を始めるつもり。それまで、身動きもできず、ただ座って悲しみに沈んでいるわけにはいかないね」

12章

秘密にしていた妊活を打ち明ける

「いったいなぜ、この治療方法を選んだんです？」わたしはドクター・高慢ちきに尋ねた。

医療保険込みで六〇〇〇ドル以上を支払い、わたしは彼の不妊治療クリニックに戻ってきた。支払いを先に済ませない限り、この医者はなんの質問にも答えてくれない。

「三四年間、女性に不妊治療を施してきた経験からだ」ドクター・高慢ちきは予想通りそう言って、デスクの向こうから、わたしを見つめた。わたしは青みを帯びた淡い緑色のオフィスの壁にかかっている、たくさんの学位と資格の証明書を眺める。

「わたしの質問の答えになっていません」わたしは言った。「その三四年間の経験から、この治療方法がわたしに最適と考えた決め手はなんです？」

「年齢だ！」医者はそう言うと目を剝《む》いて机を叩き、いきなり立ち上がった。四分間の面談の時間は終わったぞという合図だ。わたしは座ったまま、片方の眉を上げた。まだ質問に答えてもらっていない。梃子《てこ》でも動くものか。医者はため息をつくとまた腰をおろした。

ドクター・高慢ちきはつい先ほど、三種類の薬をそれぞれ最大量投与する（そして、わたしからお金を搾り取る）と説明したところだった。わたしの場合は保険のおかげで自己負担額は一七〇ドルで済むが、本来何千ドルもかかる治療方法だ。それだけの量のホルモン剤を自分の体に注射するのだから、わたしはせめて、ある程度専門的な説明をしてほしかった。わたしに面倒な心理適性検査を強要したくせに、治療方法を決めた理由を説明するのを面倒くさいと考えているようだった。わたしは一歩も引かず、さらにいくつか質問し、クリニックを出たときは頭が混乱でくらくらした。

わたしにとって一連の治療は、妊活専門のメールオーダー薬局に薬を注文するところから始まった。薬が届き、受け取りのサインをして、大きな箱のなかを見ると、普通の人なら一生かかっても使いきれないほどの注射器と消毒量アルコール綿が保冷剤と一緒に入っていた。わたしは上機嫌で高価な薬を取り出した。〈ゴナールエフ〉は排卵誘発剤で、卵巣を刺激して一度に複数の卵子を育てる。〈メノピュア〉は卵胞刺激ホルモンと黄体形成ホルモンのふたつの働きがあり、卵子を育てる。〈ゴナールエフ〉と〈メノピュア〉は注射だ。そして〈レトロゾール〉は乳癌の化学療法に使われることもある、卵胞ホルモンの分泌を抑えて卵子の成長を促す経口薬だ。体外受精（ＩＶＦ）を受ける女性が全員、この薬を必要とするわけではない。医者は患者の状態や病歴などを考慮して患者一人ひとりに合った薬を処方する。

生理の出血が始まると、わたしはすぐにクリニックに電話をして、翌日の朝一番にそちらに行くと伝えなくてはいけない。そして翌朝、クリニックに行き、経膣超音波検査で卵巣に卵子がいくつあるか調べる。いったん家に帰され、午後になるとクリニックから電話があり注射を始めるよう指示される。

二〇二一年四月、わたしはキッチンテーブルに向かい、初めての注射に挑戦した。恐ろしく準備が複雑で、自分で注射をするなんて怖かった。だがすぐにコツをつかんだ。〈メノピュア〉に関しては、五つのバイアルに入った成分が異なる薬液と滅菌水とを混ぜ合わせ、一本の注射器で吸い上げて、自分の下腹部に注射する。〈ゴナールエフ〉はすでに薬液の入ったペンのような形をしていて、同じように下腹部に注射する。ただし、同じところに注射をすると痛いので、少し横にずらして打つ。軸の部分を動かして、医者の指示した薬液量にダイヤルを合わせる。わたしの場合は三〇〇国際単位だ。あとはプランジャーを押すだけなので簡単だ。そして、錠剤の〈レトロゾール〉は一日一回服用する。

初めは、なんの変化にも気づかなかった。少し、むくんだくらいだろうか。だがじきに、自分がとても感情的になっていることに気づいた。ひとつアドバイスをしよう。この時期、自らの言動には充分注意をすること！　わたしは雇い主の出版社が掲載した、ある女性の論説を読んで激高した。その人は論説で、子どものいる専門職の女性、ずっと家庭にいて子育てをしている母親、そして子どもをもたないことを選んだ女性に対して、侮辱するような意見を述べていた。論説のメッセージは〝すべてをもっている完璧なキャリアウーマンになろうとするのはやめよう〟〝どんな人生を選んだところで、あなたは失敗者かもしれない〟というものだった。

わたしは興奮したまま、ホルモンに背中を押されて感情という高速道路を爆走し、当時の編集長に向けて長い怒りのメールを送った。論説の中身だけでなく、そんな記事を載せた編集者の適性と力量まで糾弾した。正義のフェミニストとして一気に書き上げた長いメールは、相手の気持ちなどまったく考えず、見直しもしないますぐに送信された。数ヵ月後、ホルモンによる興奮状態から解放されたわたしは、自分が出したメールを読み返し、目上の人への不適切で失礼な批判の羅列に愕然とした。普段のわたしは職業柄とても慎重で、こんなひどい過ちを犯すことはない。

もちろん自分が悪いのだが、このメールの代償は大きかった。わたしは編集長、論説を書いた記者、そしてその論説の掲載を決めた編集者とのオンラインでの面談に呼び出された。わたしは労働組合の代表か上司の同席を求めたが、認めてもらえなかった。三人の女性はタッグを組んでわたしを口頭で叱責し続け、わたしは屈辱的な三〇分間を過ごすはめになった。

いい勉強になった。ホルモン剤を投与されている期間は、自分は本来の自分ではない。事実、わたしは完全に自分を見失っていた。

極度に興奮して仕事上で思いがけない大失敗をしたものの、わたしは注射の儀式が好きだった。たしかに最初は怖かった。だが、ほら、五〇〇〇ドル以上のお金を支払った価値ある薬が自分の体に注入されていくと思うと、興味深い。本当にこれで赤ちゃんができるのだろうか？けれど、まだいない赤ちゃんのために、一番可能性に満ちたことをしていると感じていた。極端な行為だが、わたしは何でもする気になっていた。

ドクター・高慢ちきは、わたしが超音波検査を受けるたびに、五つから六つの卵子が少しずつ成長していると言った。わたしは従順に投薬のルーティンを続け、採卵の日が来るのを心待ちにしていた。いくつの卵子を採取することができるだろう。

だが体外受精（ＩＶＦ）について、わたしがまだ知らないことがあった。体外受精は消耗戦だ。ステップを進むごとに卵子の数が減っていく。改めて説明しよう。三五歳の健康な女性で、主治医は卵巣から一〇個の卵子を取り出すことに成功したとする。次のステップはその卵子を受精させることだ。一〇個の卵子のうち受精できそうな大きさの卵子が九個あったとして、実際に受精する卵子はせいぜい七個だ。受精卵のなかの卵子と精子の遺伝情報をもつふたつの前核は、融合してひとつの細胞になり、細胞分裂を始める。受精してから五日経ち、細胞分裂が終わった受精卵が〈胚盤胞〉だ。だがほとんどの受精卵は胚盤胞になる前に成長がとまってしまう。胚盤胞まで育つのは七個のうち五個だろう。さあ、いよいよ遺伝子検査だ。一週間から三週間後、検査結果がわかる。遺伝子的に健康な胚盤胞は五個のうちたった二個か三個だ。ステップを進むごとに、卵子の数はどんどん減っていく。だからこそ採卵の数、いくつ卵子を取り出せるかが勝負だ。

もちろん、前述の説明はごく簡単にまとめたものだ。実際はステップごとにもっと様々なことが起こる。医者がどう判断し、患者がなにを選ぶかによっても違う。

以前は、クリニックではペトリ皿に卵子を入れて精子をふりかけて受精させていた。最近では、医者は患者に顕微授精（ＩＣＳＩ）を勧めることの方が多い。もちろん、追加料金が必要だ。顕微授精とは、胚培養士が状態の良い精子を一匹選び、顕微鏡で確認をしながら細いガラス針で卵子に直接注入して受精させる。

うまくいけば、精子と卵子は受精して分割が始まる。受精してから三日（初期胚移植）、もしくは五日（胚盤胞移植）で、新鮮な受精卵を子宮に戻す人もいる。だが、複数の研究によると、いったん凍結した受精卵を子宮に戻す方が、妊娠する確率が高いそうだ。ただ、その理由はわかっていない。

知り合いに自分の妊活について話すのは変な気分だった。相手はアパートメントの裏庭という楽園を共に楽しんでいる隣人たちだ。パンデミックのさなか、わたしたちはソーシャルディスタンスを確保しながら集い、互いに心の健康を保っていた。ＩＶＦを考えるずっと前のことだ。ロイヤーと月経カップでの人工授精を済ませたある日の午後、わたしは穏やかな秋の裏庭で、みんなと軽い食事をしながら、自分の不妊治療について話し始めた。ふたつ寄せたガーデンテーブルの周りに半円を描くように座ったみんなが、わたしを見つめている。

「ちょっと待って、よくわからない。出だしからついていけないわ。ええと、あなたには精子ドナーがいるのね？　それで？」リタが尋ねた。リタは五九歳のレバノン人で、チェーンスモーカーだ。近所の食料雑貨店のオーナーで、いつも最高に美味しいタブーラ（ブルグル、パセリ、ミント、トマト、レモン果汁を混ぜたレバノンのサラダ）を作ってくれる。彼女は裏庭の〝お母さん〟だ。わたしたちに食事を与え、目配りをする。額の髪の毛の根元にたまに白髪がのぞくときがあるが、実年齢よりずっと若く見えるきれいな人だ。

「精子ドナーは少し離れたところに住んでるの」わたしは言った。「メトロに三〇分くらい乗って、彼のアパートメントに行って会うの。そこの二階には住人専用のオフィススペースがあって、男女別々のトイレもある。ドナーはそこで、えっと、月経カップにアレを出すわけ」

「なぜ直接、出さないの？」リタはそう言って、軽く丸めたこぶしのなかに、もう片方の手の人差し指をちょんと入れた。

　アシュリーが笑いをこらえながら、ショートカットの金髪を後ろに撫でつけ、面白がっているような、なにか言いたげな視線を送ってきた。アシュリーは三七歳の文句なしの美人だ。人たらしの笑顔、輝く緑の瞳、そして抜群にお洒落なセンスをもっている。それに加え、偏った見方をせず、いつもフラットに接してくれるので、自分の個性を認め尊重してくれていると感じられる。ふたりでいると安心して内輪ネタで盛り上がることができた。

「彼には婚約者がいるの」わたしはそう言った。そう答えた方が簡単だと思ったからだ。

「彼がヴァレリーとセックスをしないのは、精子を提供するだけの役割だからよ」アシュリーが付け足した。自分の説明が正しいか、わたしに目配せで尋ねる。わたしはうなずいた。

「なるほど」リタは言ったが、まだぴんと来ていないようだ。

「ただのドナーなの」わたしは言った。「それにほら、ほかのドナーと寝ちゃった結果、面倒くさいことになったでしょ」

　リタは両手を振った。コンキスタドールの話はもうたくさん！　という合図だ。わたしたちのなかで、彼の評判はすっかり落ちている。

「それを持って帰ってくるの？」リタが尋ねた。それから「ほら、なんか食べて」と言ってアーモンドの入ったボウルをわたしの方へ押しやった。

「やだ、まさか。大急ぎでトイレに行って、月経カップを子宮口まで入れるの。それからまたメトロに乗って帰ってきて、あとは祈るだけ」

「精子は五日間、生きるのよね」リタは心配そうに言った。「ちゃんと卵子にたどり着くといいんだけど」

「ほんと」アシュリーの姉で、彼女と一緒に住んでいるジョーが言った。「月経カップはそんな奥まで入らないもんね」

「意外と奥まで入るのよ」わたしは言った。「月経カップには二種類あるの。ひとつは膣に入れるのね。もうひとつは月経ディスクとも言うのかな、もう少し奥の子宮頸部の手前まで入れられるの。わたしが使っているのは、その、もっと奥まで入る方なの」

ジョーとリタが同意の言葉をもごもご言いながらうなずいた。ジョーはなんと一八歳の子どもがいるシングルマザーだ。わたしがひとり親になると決めたとき、初めてそれを打ち明けてアドバイスを求めた相手でもある。高い頬骨とえくぼが魅力的なだけでなく、ジョーはワシントンDCのレズビアン・コミュニティの中心人物で、キャピトルヒルにあるカフェバー〈アーズ・ユー・アー〉のオーナーでもある。相談してからずっと、ジョーはわたしの正統とはいえない子づくりを応援してくれている。

「どれくらい月経ディスクを入れたままにするの？」ジョーが尋ねた。「やっぱり足を高くあげておくの？」

「ディスク自体は一二時間入れっぱなしでもだいじょうぶなのよね。でも仰向けに寝転がっているわけじゃない。ほら、メトロに乗って家に帰ってこなくちゃいけないし。それに、精子はどこへ行けばいいか、自分たちでわかってる」

「ちょうど今日が排卵日？」アシュリーが尋ねた。

「うん、今日か明日のはず。月経カップで人工授精をしたのは、一昨日が初めてだったの。すごく変な感じだった。彼がトイレに行って出してきて、わたしもトイレで月経カップを入れる。うわぁ、これがシングルマザーになるためにしないといけないことなのかって思った」

「いろんな経験が待っていそうね」ジョーが言った。「個人的な質問をしてもいいかしら？最近、マスターベーションはした？　つまり、ちゃんと濡れてる？」ジョーはリタとアシュリーに向き直って言った。「わたしがヴァレリーに最初にしたアドバイスは、妊娠するためにマスターベーションをいっぱいした方がいいってことなの。自分の体をよく知るためにね」

「してる。ほんとよ、今朝もね。そんなに濡れてるとは思わなかったんだけど、トイレで用を足したあとにトイレットペーパーで拭いたらすごかった。透明で、卵の白身みたいなのがしたたり落ちて。あなたが言ってるのって、そういうことでしょ？」

「そう」ジョーはうなずいた。「医学的にもそう言われているって、聞いたことがある。膣が潤って滑らかになればなるほど、妊娠の確率があがるって」

「膣は精子にとって過酷な環境だから」わたしは言った。「なめらかなおりものが、精子の受け入れを助けるのね」

みんなの好奇心と励ましには本当に感謝している。妊娠は絶望的だと思うときも、彼女たちのおかげで顔をあげていることができた。

「みんなあなたを愛してるし、応援してる。わたしたちがついてるわ」ジョーが言った。

「わかってる」わたしは言った。泣きそうになって、声がかすれた。「いつも元気をくれてありがとう」

「さあ、精子をもらっておいで！」リタがそう言って、わたしたちは笑い転げた。


自分で下腹部に注射をする生活を始めてから数週間後、いよいよ採卵する日が来た。ドクター・高慢ちきはこれまでの検査のたびに五、六個の卵胞が見えると言っていたので、少なくともそれだけの卵子は取り出すことができると考えていた。たくさんの卵子を期待しているわけじゃなかった。もっと若い女性なら何十個も採卵できるのだろう。だが、自分の年齢を考えれば、五個か六個を採卵できれば上等だ。

採卵の前夜は興奮のあまり、ほとんど眠れなかった。子どものころのクリスマスイブみたいだ。その日の午後早く、わたしは針治療を受け、漢方薬を飲み、サプリメントを飲み、そして卵の成熟を促す最後の薬剤（トリガー）を注射した——卵子が卵管から子宮までの旅に出発できるよう、卵巣に排卵の合図をする薬剤だ。

笑ってしまうほど早い時間にベッドに横になり、お腹の上で両手を重ねた。八時にはもう、すぐ眠れるようメラトニン錠を飲んでいた。さっさと眠って、早く朝になってほしかった。息を深く吸い、吐く。意識を集中してゆっくりと呼吸をしながら、静かにいつものマントラを唱えた。〝わたしは母、わたしは子ども……〟

目が覚めると、頭も心もふわふわしたままアパートメントの周りを散歩し、期待で胸を膨らませて、クリニックに行く準備をした。

予定より早く到着し、すべてが滞りなく進んだ。手術着に着替え、ヘアネットみたいな帽子をかぶる。麻酔でうとうとしながら「いくつ採卵できたか、いつわかるんですか」と尋ねたが、答えを聞く前に眠ってしまった。

気がつくと、左手に付箋が貼られていた。手書きの数字の3が、マルで囲まれている。

「嘘でしょ」まだ麻酔でぼんやりしながらも驚いた。「三個よりもっとあるはずよ！　付箋のメモで終わらせるつもり……？」

だが、そうだった。結果のお知らせは付箋だけ。受精させることができるほど成熟した卵子は三個だけで、それしか取り出せなかった。二、三〇分後、ようやく医者本人が現れた。なぜ三個だけなのかと尋ねようとすると、医者はつっけんどんに「こんなもんだろうとわかってた」と言った。

まだくらくらする頭で、わたしは尋ねた。「だったらなぜ、そう言ってくれなかったの。採卵の前に五個か六個と言われなければ、わたしだって過度な期待はしなかったのに」明らかに苛立って、ドクター・高慢ちきは言い返した。「四〇歳近いから、古い卵子しか残ってないんだ」彼は怒鳴った。「わたしのせいじゃない！」医者の最後の言葉に、わたしは仰天した。壁に鼻くそをなすりつけたのは誰かときかれた五歳児みたいな言い方だった。

ドクター・高慢ちきは踵《きびす》を返して病室を出ていき、驚き、悲嘆に暮れるわたしは、ひとり残された。医者の反論の言葉がショックだった。自分の体に問題があるのはわかっていた。自分の体が衰えているのもわかっていた。だが医者だって悪い。そうでしょ？　現実的な予測を教えてくれたらよかったのに。ここに至るまでずっと、多くの女性を妊娠させてきた三四年間の経験と実績があるという、自信満々のセールストークを繰り返し聞かされてきた。それなのに、その経験と実績は、わたしの採卵には意味がなかった。

次の日の午後、クリニックの看護師から仕事先に電話があり、卵子はひとつも受精しなかったとあっさり言われた。通常は医者自身が患者に電話をかけ、結果を直接伝える。だがわたしの主治医はそんな手間はかけなかった。わたしはこの治療周期（サイクル）が完全な失敗で終わったことが信じられなかった。ひとつの受精卵もなし。当然ながら、遺伝子検査をする胚盤胞もなし。で、赤ちゃんもなし。

わたしは帰宅するとベッドにもぐりこんだ。いつもの〝灰色の憂鬱〟が忍び寄ってきて、分厚い霧のようにわたしを包んだ。

いつもの〝灰色の憂鬱〟とは、これまで長い時間をかけて克服しようとしてきた、持病の鬱症状のことだ。家族、友人、そして良いセラピストに支えてもらいながら、わたしは自分のメンタルヘルスに気をつける生活を送っていた。だが今回ばかりは……どうにもならない。

妊活を始めてからもうずいぶん経つ。失望に忍び込まれることがないよう、わたしは何も考えずに、ただ足を交互に前へ出して進もうとしてきた。だがもう限界だった。

お酒はもう数ヵ月、飲んでいなかった。妊娠に向けて体を整えるためだ。でも、もういい。わたしはジェムソンの大瓶を買ってくると、マグカップをつかんでまたベッドに入った。ウィスキーをカップに注ぎ、飲んで、眠った。起きて、泣いて、飲んだ。月曜日になると会社に病欠の連絡をした。火曜日は会社に行ったが、まったく使い物にならなかった。

正直に言って、母に会いたくてたまらなかった。だが、そうするわけにはいかなかった。そもそも妊活をしていることは、母には秘密だ。妊活を始めてから、もう一年以上経つし、どこからどう母に伝えればいいのかもわからなかった。

　事態を複雑にしそうなことに、週末前に母が会いにくることになっていた。まだ頭が大混乱しているタイミングだ。失望から完全に立ち直っていないので、わたしは自分が壊れて母にすべてをぶちまけてしまいそうで怖かった。わたしは母と、毎日電話で話をしていた。母は娘のことならすべてお見通しなので、わたしが母と話をしながら、時々上の空になることにすぐに気がついた。

「会えるのを楽しみにしているわ！」母は飛行機に乗り込む直前、電話でそうささやいた。

「うん、わたしも」我ながら、楽しみにしているようにはまったく聞こえない声だった。

「なにかあった？」

「ううん、なにも。ちょっと疲れているだけ。会えるの、楽しみにしてる。ほんとよ」

　母の〝ママアンテナ〟がぴょこんと立つのがわかったが、赤ちゃん計画は秘密にしておこうと、改めて心に決めた。母はわたしがタトゥーを入れようとしたのを阻止した女性だ。大切な赤ちゃん計画を知られるわけにはいかない。反対されたら、自分が持ちこたえられるか自信がなかった。

　母に会うとほっとしたような、怖いような気がした。わたしは煉瓦造りのアパートメントの鮮やかな赤いドアの前、向かい側にタウンハウスが立ち並ぶ歩道で、不自然なほど長く母とハグをした。落ち込んでいるときに母とハグをすると、そのあたたかさとにおいには特別なものを感じる。癒やし。ホームだ。

ふたりで夜更かしをして、最近お互いにあったことを話したり、テレビでリアリティーショー〈キャットフィッシュ〉を見ながらげらげら笑ったりしながらも、母に注意深く観察されているのを感じた。翌朝はルーティンの四マイルの散歩にいっしょに出かけた。海軍博物館とアナコスティア川まで行き、それから連邦議会議事堂の南東から北東へと回り、もうすぐHストリートというところでアパートメントへ戻った。最初の幾晩かは高価なレストランへディナーに出かけ、わたしは思い切って、母に里子を育てることをどう思うかと尋ねた。採卵に失敗してぼんやりと過ごしているあいだも、わたしはほかの選択肢について調べ、里親になるための訓練プログラムを始める書類を揃え始めていた。以前から里子を育てることに興味があった。ただそれはもっとあとのことだと思っていた。昔ながらのやり方で自分の子どもを何人か産んでから、そう思っていた。

母はわたしが驚くくらい、里子に前向きだった。シングルマザーと言っても、母親のいない子どもを引き取ってシングルマザーになる分には、母の抵抗感は少ないようだ。実際にわたしが里親になったときのために、母は複数の寝室があるアパートメントの内覧にまで付き合ってくれた。里子を育てる可能性について語り合い、(どういう方法であれ)母親になっている未来の自分を想像すると、心が慰められた。ささやかな見通しを母と分かち合っていると心地よかった。

結局、母に黙っていることはできなかった。

母が運転するレンタカーのなかでのことだ。わたしたちはバージニア州の小さな町に出かけ、買い物やカフェを楽しむつもりだった。三〇分ほどドライブしたところで、わたしは泣き出した。

「ママ、あのね」わたしはすすり泣きながら言った。「聞いてほしいことがあるの」

母は明らかに驚き、緊張していた。だが、まっすぐ前を向いたまま、助手席のわたしをちらりと見た。

「なあに？」

「ママの子どもが同性愛者だったらどうする？」

意外なアプローチと思われるかもしれない。だが、思い出してほしい。わたしの両親はとても敬虔なカトリック信者だ。そして、教会はまだ同性愛を認めていない。わたしもこの切り出し方はどうかと思ったが、的は射ていた。わたしは母が、篤く信仰する宗教や文化のタブーだとしても、子どもをそのまま受け入れることができるのか、その許容範囲を探ろうとしていた。

「わたしは……そのままの子どもたちを受け入れ、支えるわ」母は躊躇なく言った。

雷に打たれた気がした。求めていた答えだった。わたしの喉までせり上がっていた言葉がほとばしった。

体の奥底から涙と言葉が溢れ出す。母は最強のスーパーヒーローだ。片手でハンドルを握ったまま、もう片方の手を伸ばしてわたしの膝を優しく叩いた。それから、わたしの手を握って、ただ耳を傾けた。

「わたし……ずっと赤ちゃんが欲しくて、選択的シングルマザーになろうと思って、この一年、提供精子で妊娠しようとしていたの……」

母は目を見開き、それでもただ耳を傾け、時おり小さな声で「だいじょうぶよ」と言った。なだめるような、安心させてくれる声の調子だった。

わたしが告白の途中で声を詰まらせると、母はわたしの膝をまた優しく叩いて言った。

「ヴァレリー、わたしがいるわ。いつもそばにいる。あなたを愛してる。道路から目を外せないんだけど、ほら、道が今ちょっと混んでるから、でも、わたしがついてるわ」

「待って、ママ。話はこれからなの……」緊張で吐き気がして、少し間を取って続ける。「精子ドナーはフェイスブックで見つけたの。だから、オンラインで知り合ったばかりの男性と家で人工授精をしたのよ……わかってる、どうかしてるよね……でも、それだけじゃないの。最近、体外受精をしたの。ずっとホルモン注射もして……ああ、でも……ママ、うまくいかなかった！　すごくお金もかかったのに。赤ちゃんなんて、一生できないかもしれない」

わたしはまたすすり泣いた。

「そうだったの――」

「待って、ママ、もっとあるの……わたし、自分の妊活をぜんぶ本に書こうと思ってるの。ぜんぶ公にするつもり。だから、みんな、このことを……」

洟《はな》をかもうと思って黙ると、母がその隙をついて口を挟んだ。

「わたしがどういう気持ちか、わかるでしょ」母は言った。「でも、子どもたちには自分の思うように生きてほしいと思ってる。母さんがどう思うかなんて、気にしないでいいのよ」

これまでの呪縛を一気に解き放つ、魔法の言葉だった。わたしは驚いて黙りこみ、盛大に音を立てて洟をかんだ。母はいつだって、どんなわたしでも愛してくれる。そしてわたしが願っていたように、いつもそばにいて支えてくれる。わたしは隠れることなく、自分の思うまま生きていいのだ。それで母の愛と支えを失うことはない。

心がすっと落ち着いた。圧倒的な平安。この一年で初めて、赤ちゃんができない悩みをいったん脇に置いて、心と体を休めることができた。わたしは母とコーヒーを飲み、アパートメントの裏庭用に小鳥の巣箱を買い、ワシントンDCに戻った。

妊活を打ち明けてよかった。次の体外受精（ＩＶＦ）の治療サイクルがもうすぐ始まる。

今度は母の支えがある。

13章 運命の男

卵巣を刺激するホルモン注射を打ち、お酒を控えて、できるかもしれない赤ちゃんのために健康な母体を保つことに専念しているうちに、わたしのなかで何やら違う気持ちが湧いてきた。これまでとは違う、もっと——わたしらしい気持ちだ。

女性であることを楽しみたくなった。求められたい。デートをしたい。

フェイスブックや〈ジャスト・ア・ベビー〉からデートアプリへと乗り換えてみると、勝手が違った。ドナーを探すのとデート相手を探すのは似たようなものだと思っていたが、精子ドナー界隈の人たちはもっと率直だ。わたしはスマホの画面をスワイプしながら、ビビッとくる人と出会えますようにと祈った。

心の準備をする間もなかった。

デートアプリでの初めてのマッチングで、わたしは彼に出会った。運命の男だ。そして、その通り、彼はすべてを変えた。

わたしたちは実際に会う前から、ビデオチャットでなんと四時間もおしゃべりをした。彼はまさに、わたしの好きなタイプだった。背が高くて、頭の回転がよく、とても男らしい。男のなかの男だ。車を修理できるし、家の電気配線と配管工事もできる。

ゾンビに襲われても、彼なら助けてくれそうだ。

バーに入っていくと、にっこりしている髭《ひげ》の男性と目が合った。すぐにそのテディベア男は立ち上がり、わたしのところまで来ると手を差し出して握手をした。隙間のある前歯、両頬のえくぼ、カールした白髪交じりの黒髪。欲しくてたまらなくなった。

〝絶対落としてみせる〟わたしはすぐにそう思った。無邪気にも、自分だけが〝落とす〟側だと思っていた。

わたしたちはビールを一杯飲んで、バーを出た。わたしはビールよりもウィスキーが好きで、その店はわたしの好きなジェムソンを置いてなかったからだ。彼は楽しそうで、すぐに店を出ることも気にしなかった。わたしたちはゆったりと通りを歩いていった。

その後のことはあまり覚えていない。アイリッシュバーで飲み、彼が兵役に就いていたときの話をきいた。父が軍人だったので、わたしは兵役に就いている人をとても尊敬し、彼らに感謝していた。どういうわけか知らないが、わたしはその晩どこかのタイミングで、ウィスキーのグラスを掲げ、「わたしの素敵な棚《ラック》に乾杯！」と言ったらしい。きっと「素敵な運命《ラック》に乾杯！」と言うつもりだったのだろう。それがすごく面白かったようで、彼は大笑いした。彼はあとになって、このときのことを他の人の前で披露し、わたしにきまりの悪い思いをさせた。

夜が更けて、わたしは彼に家まで送ってもらうことにした。この運命の男はわたしを安心させ、世話してほしい気分にさせるのだ。わたしは勇敢にも、アパートメントの裏庭で今夜の仕上げに一杯どうかと言って彼を誘った。六月の、蚊も眠りにつく深夜だが、湿気を多く含んだ暖かな空気が、ふたりの裸足を包んでいた。

向き合って座り、ぎこちなく微笑み合う。バーの喧騒と他の何十人もの酔っ払いが発するエネルギーから離れると……月明かりに、ふたりきり。間抜けなカップルみたいに見つめ合っている。

彼が顔を寄せて、わたしにキスをした。

やだ、もう。ふたりとも明日死んじゃうみたいなキスだ。体はどこかへ消え去り、自分のすべてが唇に集中して早鐘を打っている。彼が唇を離しても、わたしは首を軽く反らし、目をつぶったまま、ぼうっとしていた。すっかり彼に酔いしれ、ふわふわしていた。目を開けると、彼も目をつぶっていて——ほんの一瞬——それから瞬きをして、にっこりと微笑んだ。ビビッどころじゃない。核融合だ。

わたしは彼の膝にそっとまたがると、両脚を仮にからめた。この得意技が、わたしのニックネーム〝クモザル〟の由来だ。彼の髪を撫でると、ぐっと引き寄せられ、きつく抱き締められた。体がとけてしまいそう。リズムを合わせ、前後に体を揺らし、両手で互いに触れ、唇を求め合った。彼は時おりふと動きをとめると、わたしの瞳を覗き込み、彼の頬を両手で挟んでいるわたしの髪を撫でた。それからまた、目に見えない何かに急き立てられるように、磁石が引き合うようなキスを繰り返した。信じられないほど気持ちがぴったりだ。

もう帰らないと、彼が言った。三時だ。ふたりとも朝から仕事だ。なんで火曜日の夜になんか会ったんだろう。彼を車まで送り、走り去るのを見守った。車が小さくなっていくのと同時に、エンジンが回転数を上げていくのが微かに聞こえた。

わたしはベッドに横たわり、そっと指先で自分の唇をなぞった。まだしびれている気がする。情熱的なキスを重ねたせいで、少し腫れていた。また会えるだろうか。わたしの運命の男に。

一年以上ぶりに、赤ちゃん以外に欲しいものができた。どういうわけだか、この運命の男は、悲しいルーティンを忘れさせてくれた。排卵検査薬のスティック、ホルモン注射、そして波のように押し寄せる母親になりたいという切望。彼といると、自分はただの〝終わった子宮の持ち主〟じゃないと思えた。

服についた彼の残り香を感じながら、眠った。

〝おはよう、美人さん〟

びっくりした。彼は八時にメールをくれた。五時間前に別れたばかりなのに。ありえない。どうすればいいんだろう。こんなこと今までなかった。

二回目のデートはワシントンDCのバラックス・ロウにあるバルカン料理のレストランだった。彼はテーブル越しにわたしをじっと見つめ、ざっくばらんに、自分の考えていることや感じていることを何でも話してくれた。

それからわたしに尋ねた。「子どもが欲しいかい?」

わたしは固まった。だが口を開く前に、彼が高らかに宣言した。

「ぼくはパイプカットをしてるんだ!」

なんてこと。わたしが咳払いをすると、彼のおどけた笑顔がすっと消えた。

「えっと、ちょっとややこしくて。その話はまた改めてで、いいかしら?」

「ああ、もちろん」彼は申し訳なさそうに微笑み、自分には成人した子どもがふたりいると言った。最初の子が生まれたとき、彼はまだ一〇代だった。ふたり目が生まれたあと、パイプカットをした。若いころを子育てに費やした彼は、四〇代は自分の思うままに生きたいと考えたそうだ。

　わたしは彼が言ったことを黙って受け止め、この関係はうまくいかないと自分に言い聞かせようとした。だって、彼はキスがうまいけど、まだデート二回目だ――わたしったら、なにを期待していたんだろう？　一日に二回、自分でお腹にホルモン注射をしているくせに。まったくもう！　もうすぐ次の採卵だ。これまでの努力の結果、ご褒美の卵子がいくつ育っているか目を離している場合じゃない。

　でも、このえくぼ……それに、豊かな表情でわたしを見つめる、彼の視線。この運命の男は仮面をつけていない。わたしに本当の姿を見てもらいたいと願っている。その晩、ふたりでワシントンDCの街を、指をからめて歩きながら、彼はすべての怪我を見せてくれた――彼の怪我はバイク事故で先が削れた薬指だけではなかった。彼のこれまでの人生を、すべて教えてもらった気がした。彼はすべてを見せてくれた。懐かしい友だちからの手紙、数えきれないほど手に取ったので擦り切れてしまった手紙を読んでいるような気がした。彼は子どものころの傷、心の痛み、そして喪失感を語ってくれた。荒涼とした気持ちになったときのことも。

「こんなことまで話すなんて、信じられないよ。普段は人に打ち明けるような人間じゃないんだ」彼は言った。「相手がきみだと、つい聞いてほしくなるんだな」

　視覚や聴覚を刺激するASMR動画（咀嚼《そしゃく》音や焚火の音など）にはまる人は、こんな気持ちになるのだろうか。彼の言葉にうなじがぞわぞわして、そのぞわぞわが電気のように頭のてっぺんへと這い上がった。

その晩、わたしはなにも言わず、ことを成行きに任せた。だが心のどこかに希望があった。赤ちゃんを産む計画について、彼に言わないといけない。そう、できるだけ早く。三回目のデートの前には。

次の日の夜、彼から電話があった。わたしたちは毎晩、何時間もビデオチャットをするようになっていた。話をしながら寝落ちをしたこともあった。

「言わなきゃいけないことがあるの」わたしは切り出した。

「うわぁ……」彼は少し笑って、気が進まなそうに言った。「悪い話かい?」

「ややこしい話なんだけど」わたしは言った。「話したら、あなたはもうわたしに会いたいと思わないかもしれない。でも、とにかく聞いて」

「わかった」彼は辛抱強く言った。

「わたし……わたし、体外受精で妊娠しようとしているの」

「え?」

そこから、わたしはマシンガンを連射するように一気に話をした。

「そう、ちょっと突飛な話よね。わたし、なんでこんなことしてるんだろ? でも、本当の話。それで、母親になるまでの妊活を本にまとめるという、壮大なプロジェクトを抱えているわけ。

フェイスブックで見つけた精子ドナーとね。頭がおかしいわよね。だって、おかしいわよ、月経カップで自分で人工授精なんて――ハロー？　脳みそ入ってる？　そう言って自分の頭をノックしたいくらい。でもね、そんなに過激なことをしているわけじゃないの。自然授精とか言ってセックスするよりましでしょ、ハ！　あ、コンキスタドールは別か。でも彼とは赤ちゃんができなかったし。あー、ううん、つまり、彼には――ドナーのことね――必要な検査はぜんぶ受けてもらってるし、だから危険だったり後ろ暗いことはないの。医者には嘘をついてるけど。そりゃあ、嘘をつかないに越したことはないけど、知ってる？　連邦法の〝性的に親密なパートナー〟の定義がすごくあやふやだって。いずれにしても、これで赤ちゃんができるかどうかもわからない。でも今のところ、わたしの生活の中心は膣を潤し、卵胞の数を数え、排卵日を予測する。そんな感じなの。まだ採卵は一回しかしていないけど、受精卵になったのは一個もなかった。もうすぐ次の採卵だけど、うまくいく保証はひとつもない。だから、絶対、たぶん、赤ちゃんはできないと思う。でもうまくいったらいいなと願ってる。心から赤ちゃんが欲しい。まあ、そういう事情があるの。わたしの話はこれでおしまい。びっくりした？　すごくびっくりしたんじゃない？」

運命の男は固まっていた。それからわたしを驚かせることを言った。

「きみ、最高だな……ぼくは、いや、びっくりして逃げ出したりはしないよ。ただ、質問があるな――ええと、コンキスタドール？　でも、だからといってぼくのきみへの気持ちが変わることはないよ。こんな気持ちになったのは本当に久しぶりなんだ」

わたしはとろけた。完全に。彼はまだなにか言っていたが、さっぱり耳に入ってこなかった。頭のなかでは花火が打ちあがっている。体はじんわりあたたかくなって、くすぐったい気がした。わたしはビデオチャットのマイクを切って、歓喜のダンスを踊った。目をうんときつく、ぎゅっとつぶって、それから指をクロスさせて幸運を祈り、森羅万象に語りかけた。いま目の前に現れた、まさかのバージョンの未来を実現してくれるなら、わたし、なんでもします。ついにわたしはすべてを手に入れることができるのだろうか？　赤ちゃん？　夫？　家族？

もう離れられない……。

毎日、彼は仕事が終わるとわたしのアパートメントに車で来た。ふたりでお酒を飲み、脚をからめて眠りについた。運命の男は早朝五時半にわたしのベッドから這い出て、車で片道一時間かけて仕事に行く。そしてわたしは、週末はいつも彼の家で過ごすようになった。

付き合い始めてすぐのころは、まさに魔法にかかったみたいだった。どれほどいっしょにいても飽きることがなかった。彼といっしょにいると、わたしは笑いっぱなしだ。わたしの狭いキッチンで、コモドアーズが歌う『イージー・ライク・サンデイ・モーニング』に合わせ、彼は片手をわたしの腰にまわし、もう片方の手でわたしの手をとって、ふたりで踊ったものだ。わたしがアパートメントのちゃちなオーブンで彼のために牛の胸肉《ブリスケット》を料理すると――彼は大喜びした。

彼といっしょにいて、わたしは少しずつ信じ始めていた。わたしは恋に落ちることができる。しかも相思相愛だ。文字にしてみると簡単だが、この二〇年間、ひどい相手にしか出会ってこなかった。〝この人だ！〟と思える人が目の前に現れることはもうないだろうと、ずっと落ち込んできた。わたしはとまどっていた。真剣な交際をしたのは、もう一〇年前だ。三九歳になった今、夫を見つけるなんて夢はとっくにあきらめ、独り者として心の平安と幸福を見つけていた。運命の男は、そんなわたしの現実的な感覚をかき乱した。日に日に、彼はもっと素敵に、もっと優しくなっていった。彼はわたしに毎日会おう、いっしょにいればなんでもうまくいくし、この楽しい時間がずっと続くと言った。彼はわたしのなかの、ずっと死んだようになっていたなにか、存在さえ忘れていたなにかを目覚めさせた。頭の後ろのどこかで、わたしはこの思いがけない感覚についてフル回転で考えていた。もうずいぶん前から、自分は二度と恋に落ちないと結論づけていたのに、この感覚は何だろう。運命の男といると、わたしは彼との未来を信じてしまいそうだ。

出会ってから二週間後、わたしは彼の家のベッドに横たわっていた。彼の腕枕に頭をあずけ、ぼんやりと人差し指の先で彼のカールした胸毛を撫でているわたしに、運命の男はわたしの後ろにある部屋を指差して、にっこり笑いながら言った。「あの部屋はいい子ども部屋になるんじゃないかな」

出会ってから三週間後、彼はわたしに愛していると言った。わたしは一瞬の躊躇もなく言った。「わたしもよ」

すっかりロマンチックな気分にもなっていた。いつものキャピトルヒルでの散歩中に、ロマンス小説の表紙の絵葉書セットを見つけた。わたしは絵葉書の裏に短い愛の言葉を書いて、彼の家のなかのあちこちに隠した。たとえば冷凍庫のなか、車のドアのポケット、もう何年も着ていないジャケットの内ポケット——彼はとても喜んでくれた。

わたしたちはほんのわずかな時間も離れているのが嫌だった。わたしは疲れている彼にアパートメントまで送り迎えしてもらうことを申し訳なく思っていた。早い段階で、彼はわたしに一週間、うちに泊まりにこないかと提案した。森のなかにある彼の家は、ワシントンＤＣから車で一時間ほどの郊外にあった。

「猫はどうするの?」(わたしは二匹の猫を飼っている)

「ぼくも猫が大好きだ。連れてくればいい」

「ほんと!?」

彼は肩をすくめて、いつも通り開けっ広げで純粋な笑顔を見せた。わたしの心はアコーディオンのようにふくらんで、小さなため息がもれた。

〝彼は本当にわたしを愛してる〟

ふたりで二匹の猫、猫トイレ、爪とぎ、そしてキャットフードを彼の家に運び、ままごとのように一週間を過ごした。

母に最近デートをしている人がいる、結婚するかもしれないと伝えると、母は飛び上がって喜んだ。そういった類のことを母に伝えたのは初めてだったので、母が興奮するのはもっともだ。

それから母は言った。「なぜ声が小さいの？」

「ママ、わたし、いま彼の家にいるの……一週間、泊まることにしたの」

母が理解するまで、その言葉はしばらく宙に浮いていた。

「ヴァレリー！　もういっしょに暮らしているんじゃないでしょうね！」母は笑っていたが、本当は心配しているのだとわかっていた。

「ママ、いっしょに暮らすつもりはないの。絶対にないわ。この一週間だけ。もう電話を切らなくちゃ。じゃあね」

運命の男は、赤ちゃんが欲しいというわたしの夢を変わらずに支えてくれた。わたしのお腹にホルモン注射を打ってくれた。採卵の日はクリニックまで車で送ってくれて、五個の卵子を取り出すことに成功し、嬉し涙を流すわたしの頬を拭いてくれた。五個の卵子のうち三個が受精した。そして遺伝子検査の結果、二個の受精卵に異常がないということがわかった――ひとつは女の子で、もうひとつは男の子だった。

あるとき、ふたりで彼の家の広いバスタブに浸かっていると、彼が言った。「精子があるか調べてみようか？　パイプカットはしたけど、生きている精子を取り出すことができるかもしれない」彼は眼鏡を外して、顔をこすると、わたしをまっすぐ見つめた。目を大きく見開き、続けた。「きみがぼくの子どもを産めるように、医者に調べてもらおうか？」

そう言われて、わたしの心はふくらんだ。少しショックだった。コンキスタドールとの件があってから、わたしは会って間もない人と、自分の子どもをシェアすることにひどく用心深くなっていた。考えさせて、わたしは彼にそう言った。結局、精子を調べる件は実現しなかったが、この申し出は、妊活を支えると言ってくれた彼の言葉と誠実さを裏打ちするものだとわたしは感じていた。

熱愛状態が二ヵ月続いたところで、運命の男はわたしにいっしょに暮らそうと言った。わたしにとって都会の生活と友人たちから離れることを意味していたが、わたしはすぐに賛成して荷物をまとめ、森のなかで彼と新しい生活を始めた。出会ってまだ三ヵ月だったが、わたしたちは会う人みんなに言っていた。「こういうことって、あるのよね。わかる人にはわかるっていうか」

ふたりとも四〇歳に近づいていた。自分たちがしていることを、ちゃんとわかっていた。なにが起きても、ふたりで乗り越えてみせる。

それでも、なにかがゆっくりと変わり始めていた。ほんのわずか、水面下で。わたしはそれを感じ取っていた。彼は離れかけている。ふたりは離れかけている。いっしょに住む二週間前のことだ。原因は赤ちゃんに違いないと、わたしは確信していた。

この時点で、わたしは彼に、ふたりの関係を育むためにもう少し時間がもてるよう、受精卵を子宮に戻して妊娠するのは延期すると伝えていた。ふたつの受精卵を凍結保存すると、タイムリミットへと時を刻む時計に、わたしは少し余裕を感じることができていた。互いの精子と卵子で親になる話題が出たくらいなので、特に躾などの教育方針についても、ふたりできちんと話をしたかった。教育方針については同じような考えをもっているようだったが、最近の彼は子育ての会話にはあまり熱心ではなく、むしろ妊娠の延期に固執しているようだった。わたしはさっと彼に近づくと、話を切り出した。

「受精卵の移植はいつにしたらいいか、そろそろ決めておこうと思って。あと半年から一年、ふたりでの生活を楽しんでからの方がいいかしら。どう思う？　どのタイミングが一番いい？」

彼の運転する車で、森のなかの曲がりくねった道を走っているときだった。彼とのドライブが大好きだった。わたしがスピード好きなので、彼はよくエンジンをふかし、音を立ててカーブを曲がった。下ろした窓から風が入って気持ちがよかった。

「正直に言って、どのタイミングもよくないんだ」彼がそう言うと、わたしは不安でいっぱいになった。「タイミングの問題じゃないんだ」

わたしは黙りこくった。すでに家主に引っ越しを伝え、アパートメントの荷物もすべて段ボールに移していた。彼の言葉は、わたしが聞きたかった答えとは正反対だった。

彼がごくたまに見せる冷酷さは、普段の素敵なあたたかさ、優しさと不釣り合いなものだった。わたしがいつもの〝灰色の憂鬱〟に襲われそうになると、彼はいつもの嘘偽りのない笑顔でわたしを抱き締め、最悪の考えが消え去るまで、頭を胸に押しつけたままでいてくれた。わたしをこれほど安らかな気持ちにしてくれたのは、彼が初めてだった。それでも、わたしは何が何でも母親になるつもりでいると、彼にははっきりと伝えていた。そこに交渉の余地はなかった。

〝知っていたくせに！　初めからはっきり伝えていたんだから。赤ちゃんはあきらめろだなんて、今さら言わないで！〟

わたしにシートベルトを締め終わっていないものの、もう切符に鋏《はさみ》を入れてもらい、すでに出発しているのだ。今のわたしにできるのは、疑いの気持ちを意識の奥へしまい込み、彼がわたしから赤ちゃんを産むという夢を取り上げるはずがないと、自分に言い聞かせることだけだった。

だが宙ぶらりんの答えが、わたしをすり減らすようになった。わたしの引っ越しの少し前に、彼のお姉さんがやってきて、彼の家に数日滞在した。素敵な人で、わたしたちはすぐに意気投合した。だが滞在中、わたしが彼女に〝赤ちゃん計画〟について話していると、彼が黙り込んだのでわたしはパニックになった。わたしは二階に駆け上がって、彼の寝室で不覚にも泣いてしまった。様子を見にきた彼は、泣いているわたしに気づくと、抱き寄せて尋ねた。「どうしたの？」

「わたしに赤ちゃんを産んでほしくないと思ってるんじゃないの？　そうだったらどうしようと思うと、不安でいっぱいになるの」わたしは泣きながら言った。彼にとって、こんなふうに感情を爆発させるわたしを見るのは初めてだった。「赤ちゃんのこと、気が変わったのなら、今すぐそう言って！」

彼はわたしを抱き締めたが、すぐに〝こんなことをする〟わたしに穏やかに小言を言った。「姉さんが来ているときに、赤ん坊のことなんか話してられないよ」もっともな答えだ。だがわたしは、彼が約束してくれた未来のすべてを投げ出しそうになっていた。お姉さんの滞在中だろうが、ノイローゼになりそうだ。

彼に気が変わってなんかいないよと言ってほしかった。彼はそう言えなかったし、言うつもりもなかったし、言わなかった。その代わり「今はそんな話をしてる場合じゃないよ」と言った。

「もうすぐ引っ越しなのよ」わたしは懇願した。本当はもっと強く言いたかったのに、強く言うことができなかった。

彼は「来客中にこんな大切な話はできない。姉さんを階下でひとりきりにするなんて失礼だろ、早く下へ行こう」と言い張った。

拒絶は恐ろしく強烈だった。じわじわとその日がやってきて、わたしは運命の男が住む、都会から離れた森のなかにある巨大な家へ引っ越した。自称シティガールのわたしにとって大きな環境の変化になる。だが様々な場面で、ふたりでの暮らしはとても幸せだった。ふたりは巣作りに夢中になった。彼は寝室が四つ、バスルームが三つあるこの家に暮らして一年以上になるが、壁にはなんの装飾も施していなかった。彼はわたしが持っているアート作品をいくつか(すべてではない)を壁にかけてくれた。わたしの趣味は彼の好みより雑多なものだった。それでも、彼はわたしに、ここを自分の家だと思ってほしいからと繰り返し言った。そしてわたしも徐々にそう思うようになっていった。

「思いっきり甘やかしてあげる」彼は言った。

わたしは、毎晩アパートメントまで会いに来てくれるような、素敵な男性を手に入れた。わたしが彼に求めていたのはそれだけだった。在宅でのフルタイムの仕事を終えて玄関ドアを開けると、彼が腕を広げて待っていて、わたしを抱き締め、初めてキスをした夜と同じように、のけぞるほど熱いキスをしてくれる。隠れていた彼が、「ばあ！」と叫んで急に飛び出してくるいたずらをして、わたしを驚かせることもあった。そんなときは、わたしも大袈裟に驚いて叫び声をあげるのがお約束で、それからふたりでくすくす笑いながら家のなかで追いかけっこをするのだ。

さて、わたしが引っ越してからちょうど二週間後、仕事から帰ってきた彼が、わたしにソファに座るよう言った。

「話があるんだ」言葉の選び方、深刻で不機嫌そうな表情から、わたしは彼が別れたいというのではないかと怖くなった。別れ話だ、そう直感した。もうおしまいなんだ。

〝やっぱりただの夢だった。わたしを愛してくれる男性なんかいない。ああ神様、わたしをひとりぼっちにしないでください〟

頭のなかは別れ話に違いないという思いでいっぱいだったが、リビングルームのソファに座った。彼の家はワシントンDC郊外の森林保護区の端にある。リビングルームにいくつもある大きな窓は、家を囲む木々とどこまでも続く青い空のおかげで、緑と青のパレットみたいだった。窓の外を眺めながら、自分の無力さを強烈に感じた。ああ、敷地の端のあそこの茂みで、恐る恐る近づいてきた鹿に餌をあげたっけ。

今この瞬間、わたしの心が砕けるかどうかは彼次第だった。

「赤ん坊を産もうとしている人とは、いっしょにいられない」

彼の言葉が頭のなかで何度も反響した。低い深刻な声で、彼は言った。とても申し訳なさそうだ。話の要点は、自分の人生にはもう赤ん坊や子どもはいらないと気づいたということだった。もう親になりたくない。ティーンエイジャーのときにうっかり女の子を妊娠させて、最初の子どもが生まれた。その女の子と結婚して、二〇年間を費やして、(普通の親がそうするように)すべてを犠牲にして、ふたりの子どもを大人になるまで育ててあげた。

彼は気づいた。やっと子育ての責任から自由になったのだから、これから赤ん坊を育てようとしている人をパートナーにはできない。どうしても子どもの人生に関わりたくなってしまうから。わたしが他の男の精子を使って産んだ子どもを愛してしまうのが怖いから。わたしは自分の好きなときに、彼から子どもを取り上げることができる。そうされないよう、彼がわたしの子どもを養子にするという選択肢もあるが、そうすると、わたしと別れたあとに養育費を請求される可能性がある。どうしようもなく複雑で心を揺さぶられる問題だ。

彼の言葉に、わたしはがっかりした。わたしはこの男性と人生を築くつもりでいたが、ビーチで砂に潜り込んでいただけだった。馬鹿みたい。次の満ち潮でおぼれ死んでしまう。

自分が無表情になっているのがわかった。だが目は大きく見開き、こみ上げる涙を堪えていた。泣きたかった。叫びたかった。

〝一ヵ月前に言ってくれたらよかったのに！　よくこんなひどい仕打ちができるわね！　この家に引っ越してくるよう、罠をかけたの？〟

言ってやるべきだった。〝あなたは誰？　わたしが恋に落ちた運命の男はどこへ行ったの？〟

その代わり、わたしは言った。「わたしと別れたいのね？」

口から出たのはこの言葉だった。小さな、自信のない子どものような声。なんて馬鹿な質問だろう。こんな情けない女でごめん。わたしは心のなかで自分にあやまった。どうしても欲しい赤ちゃんを裏切った。だがこの瞬間、わたしは赤ちゃんより、彼を選んでいた。

眉間にしわを寄せていた彼の表情が緩み、慎重に微笑んだ。

彼は首を振った。「違う」

彼はわたしを抱き寄せて膝に座らせると、わたしの前髪を指先でそっと払って目を合わせた。

「ちがう」キスをして言う。「赤ん坊について、自分の気持ちを確認して、今後もその気持ちは変わらないとわかっただけなんだ」

わたしのなかで怒りの炎が燃え上がった。そのとき、彼がわたしの頬を撫でた。炎はすぐに消え去った。

「あなたとずっといっしょにいたい」わたしは言った。嘘じゃなかった。

「ぼくもずっといっしょにいたい」彼も言った。

抱き寄せられ、彼の胸に頬を押し当てて目をつぶりながら、わたしはわざとなにも考えないようにした。

〝少なくとも、彼がいるでしょ。あとで考えればいいわ。そのうち解決するわよ〟

だが、どうしても消すことができない彼への愛情と、自分の気持ちに正直になって赤ちゃんを産みたいという気持ちの間を、行ったり来たりする日々が始まった。この先どうすればいいのかわからなかったが、以前のように彼を信用することができなかった。どうしても、おとり商法に引っかかってしまったような気持ちを拭えず、彼に抱いていた信頼が薄れてきていた。そしてこのころ初めて、わたしは彼に正直になることをやめた。これまで何でも打ち明けてきたが、今では本当の自分の気持ちは、隠しておかなくてはいけない秘密になってしまった。

わたしはそれに苦しみながらも、ある程度、彼の思いを理解してはいた。だからといって、彼のひどい仕打ちをなかったことにはできない。だって、ひどい仕打ちでしょ？

このときまで（たしかにまだ出会ってからそう時間は経ってないが）、わたしは彼をとてつもなく寛大で利他的な人物だと考えていた。彼の言葉通り、彼は成人してからずっと自分のことよりも周りの人のために生きてきた。一九歳で軍に入って戦争に行った。彼はこれからの人生を、ほかの義務を負うことなく、自分の思うままに生きていきたいのだ。ざっくばらんに言えば、わたしが今までそうしてきたように、彼は自分の夢を追求して生きていきたいと考えている。今までのわたしが、そうだったじゃないか。大人になってからずっと、わたしは自分以外の責任を負うことなく、あちこち飛び回って仕事に邁進《まいしん》し、自由を謳歌して生きてきた。そして、わたしはこれから地に足をつけて、子どもを産んで家族をつくろうと考えている。わたしと彼は、立っている場所が基本的にまったく違うというのに、恋に落ちたのだ。

どうしてだかわからない。わたしは彼に腹を立てていた。とても腹を立てていた。それなのに彼から立ち去ることができなかった。わたしはふたつの受精卵を思って、自分をなだめた。もう少し彼との関係を続けてみよう。彼の頑なな決心が和らいで、気が変わるかもしれない。もしくは、わたし自身、子どもがいなくても、彼がそばにいるだけで充分、幸せを感じることができるかもしれない。

〝彼と別れるなんてできない。無理よ、無理、できないわ。特に今はまだ。でもこの先もきっと、別れるなんてできない〟

自分の曖昧さもよくないという自覚はあった。だがわたしはこの恋愛関係に、自分から飛び込んだ。最後までやり通したい気持ちがあった。

そしてまた、事態は変わろうとしていた。ごく少しずつ、変わり始めた。気づかないうちに家のなかに流れ込んできた砂に埋まっていくみたいだ。初めは足首まで埋まる。「だいじょうぶよ」そう言って、砂を蹴散らしてキッチンへ行く。それがある日、リビングルームで掃除機をかけていると、突然腰まで砂に埋まる。「幸せ！」そう強がっているうちに、みるみる嵩《かさ》を増す砂にのみ込まれる。それでおしまいだ。

初めて彼に小言を言われたとき、あれ？　と思った。たまたま気づいたような口ぶりで言うのだが、その小言はいつも、わたしに対する批判だった。

「そんなふうに歯を磨くのか⁉」ある晩、歯磨きをしながら眠る準備をしているわたしに、彼が言った。信じられないものを見たような、ぞっとしたような口調だ。わたしは歯ブラシをくわえたまま、固まった。わたしは慌てて洗面台に行って口をゆすいだ。鏡越しに目が合うと、彼はふざけて言っただけだと、取り繕うように声をあげて笑った。だが彼が洗面所から出ていくと、わたしはタオルで口を拭き、気まずい思いでいっぱいだった。彼の声の調子に、この生活になにか不穏なものが入り込んできた気がした。彼にわたしの行動を批判されたり、わたしのやり方についてその理由を説明するよう求められたりするたびに、喉を締め付けられるような気がした。大人になってから、わたしはずっと一人暮らしをしてきた。人に日常生活を観察されることに、慣れていなかった。

また別の日は、彼はお皿を洗っているわたしの後ろに立ち、皿の洗い方がなってない、それに水の無駄遣いをしていると言い始めた。彼の言うとおりなのだろう。ずっと一人暮らしだったから、母にお皿の洗い方を習ったのはもうずっと昔のことだ……だが、そう間違った洗い方をしているとは思えなかった。それでも、口答えをしてはまずいという気がした。嫌な気持ちになって、わたしは尋ねた。「自分でやる?」

「いいだろう!」彼はとがってうわずった声で言った。

わたしは蛇口をしめて、キッチンを離れた。

事態は悪くなる一方だった。数ヵ月経つと、彼はセックスを拒み、愛情を示すことも減っていった。

「くっついてもいい?」ある晩、ふたりでソファに座りテレビをつけたところで、わたしはいつものように尋ねた。

「だめだ」彼は立ち上がって、別のソファに座ると、わたしを見た。無表情で冷たい目。「今はそんな気分じゃないんだ」

わたしはうなずいた。だがそんなに冷たく、軽蔑したような顔をしなくてもいいじゃない?

わたしが傷ついたと、彼もわかっていた。もっと優しく言えばいいものを。それでも彼にはそうできない理由があるようだった。

わたしはランジェリーに凝り始めた。かつての情熱的であたたかな彼を呼び戻そうと考えたからだ。だが自信に満ち溢れていたころのわたし、自分がセクシーかどうかといった馬鹿なことなど気にもしないわたし――そんなヴァレリーは消え去っていた。

こういった悲しく惨めな時間はごくたまにあるだけだった。それ以外の時間は愉快で幸せだったので、わたしはつい、この関係を続けるべきだと判断してしまうのだった。

わたしたちは感謝祭の休暇を利用してドライブ旅行にでかけ、行く先々で友人や親しい人たちに会った。ドライブ中、彼はほとんどずっとわたしの手を握っていた。わたしが彼の頬に触れようと手を伸ばすたびに、彼はすぐに体を傾けてわたしの手に頬を押しつけた。以前と同じようにわたしを見つめる誠実な顔を見ていると、このままうまくやっていけるだろうと思った。彼はわたしにはもったいないほどいい人だ、そう思った。

バーモント州では製糖工場に泊まった。楓《かえで》の樹液を集めてメープルシロップを作るための木造の小屋だ。アップステート・ニューヨークではオールバニーのステートストリートにあるわたしの最初のアパートメントの隣の建物に泊まった。そのアパートメントは州議会議事堂まで数ブロックのところにあり、以前はそこでAP通信のために政治の記事を書いていた。ボストンではわたしのオールバニー時代の友だちが感謝祭のお祝いの食事に招待してくれた。クリスマスは、彼のお姉さん家族と過ごした。姪っ子もわたしに懐いてくれ、義理のお兄さんも親しみやすかった。わたしは彼らが大好きで、このあたたかで幸せな家族に仲間入りしたいと夢見た。彼といっしょにいれば、こんな幸せな生活がこの先も続くのだと、おぼろげに想像することができた。そもそも、わたしの受精卵がうまいこと赤ちゃんになる保証なんてどこにある？　この素晴らしい男性は、今、わたしの目の前にいる。実在する、本物だ。いいにおい。彼の下唇をそっと甘噛みしたくて仕方がない。それも毎日。残りの人生をずっと、そんなふうに生きていけますように。

この願いは強調してもしきれない。わたしはカップルの片割れだ。わたしはこの人に選ばれた。もう、ひとりぼっちじゃない。三〇歳の誕生日の三週間前に振られてからずっと、望んでも手に入らないことを嘆き悲しみ、あきらめようと自分に言い聞かせてきたもの……わたしは今、それを手に入れている。パートナーだ。

そのパートナーが、架空の赤ちゃんを超えるほど素敵な存在ではなかったら？　たしかに赤ちゃんは、今の段階ではただの夢に過ぎない。もちろん、ドラマの『ギルモア・ガールズ』の娘のように愛嬌のある子どもに育ち、小難しい理屈やポップカルチャーについてマシンガントークを繰り出したり、山ほどジャンクフードを食べてたまにお腹をこわしたりするかもしれない。

〝でもその子どもが実際、とんでもない子どもだったら？〟

運命の男の人となりはすでによくわかっている。赤ん坊はろくでなしに育つかもしれない。まさにそれが、わたしが悩んでいることだった。わたしを愛している男性は、わたしが求めている通りに愛してくれる。たいていの場合は。でもそんなことは徐々に減っていって、やがて完全にいなくなるだろう。

ふたりの間に、口に出さない不満と侮蔑という薄い壁ができていった。ヨガの〈ダブルプレッツツェル〉のポーズのように腕をからめることもなくなり、おやすみのキスをさっと済ませると、すぐに背中を向け合って眠るようになった。

わたしたちはそのポーズを〈お尻とお尻〉と呼んで、くすくす笑った。

そうして毎晩、彼に背中を向けて横になりながら、彼を起こさないよう、わたしは体を強張らせ、じっとしていた。わたしは彼との関係について口に出せない不安をひもとこうとして、ユーチューブ上の様々な心理学者や精神科医の動画を見るようになった。

わたしが視聴した動画や、後で見ようと保存した動画は、こんなものだ。初めは、ごくさりげないタイトルばかりだ。

『埋もれたトラウマを癒やす一〇の方法』

『あなたが孤独を感じる九つの理由』

『恋に落ちている八つのサイン』

そのうち、〈あなたへのお勧め〉は暗く、危ういものになっていった。

『中途半端な恋人とは別れなさい』

『運命の人ではないとわかる七つのサイン』

『やばい関係から抜け出すための七つのステップ』

何かがおかしいとは感じていた。体の奥底でそう感じていた。わたしはそれを自分では認められず、もちろん彼に認めるわけにもいかず……だが赤ちゃん問題に関しては、今後も彼を許す気はなかった。怒っていたわけじゃない。わたしは打ち砕かれていた。三回目のデートの前に、わたしは赤ちゃんを産む計画を彼に打ち明けていた。それなのになぜ、彼はわたしをこんな難しい立場に追い込んだのか。

そのくせ、なぜ以前のようにわたしを愛してくれないの？

しばらくいっしょにいれば、どんなカップルもそうなるさ。彼はそう言った。じゃれ合うように愛し合う時期が終わっただけということか。だが一年も続かなかった。では五年経ったらどうなる？　一〇年経ったら？　わたしは毎日セックスをしたかった。それなのに彼は突然、わたしとのセックスに興味がなくなった。わたしを褒めそやすこともなくなった。ごく正直に言って、そのふたつがわたしにとって一番つらかった。セックスと甘い言葉にお金はかからない。ペニスだってそうでしょ？　きれいだよと言って激しく求めてほしい。素敵だと言って、わたしが飽きるまでキスをしてほしい。欲しいのはきみだけ、一生離すものかと言って欲しい。わたしは難しいことを要求しているわけじゃない。ただ愛し、求めてほしかった。

やがて、彼はわたしが家のあちこちに隠した愛のメモを見つけてもなにも言わなくなった。恋愛小説の表紙の絵葉書セットをもう使い終わっていた。それからは、わたしは小さなメッセージカードにちょっとした愛の言葉を書いて、昔のヨーロッパの地図が描かれた明るい色の小さな封筒に入れるようにしていた。〝骨粗鬆症《こつそしょう》になるまで、ずっと愛してる！〟といった微笑ましいものや、〝朝、おならをするあなたが大好き。わたしがおならに気がついてないと思っているあなたも大好き〟といった馬鹿馬鹿しいものもある。

ある日、わたしはメモを見つけた彼が、それを読み、微笑みもせずポケットに突っ込むのを見た。こんなの見つけたよと言うわけでもなく、わたしになにか言うこともなかった。

彼は自分を見つめているわたしに気がついた。

「ぼくは……きみに……毎回、感想を言わないといけないのか？」彼はうんざりしているようだった。

「そういうこと――もうしないから気にしないで」彼の目の前で泣き出したくなかったので、

わたしはすぐにその場を離れた。

わたしはお礼を言ってほしくて、なにか言ってほしくて、メッセージをあちこちに隠していたわけじゃない。彼を喜ばせたかっただけだ。彼が無表情で、まったく興味がなさそうだったことに、わたしは傷ついていた。情けなかった。レース飾りをつけた自分を彼に差し出すたびに、否定され拒絶されるのだ。彼はうんざりしてるのに、わたしは愛のメッセージを隠して回っていた――馬鹿みたい。とんだ笑いものだ。

そのうち、彼の観察とわたしへの苛立ちは、日を追うごとに大きくなっていった。彼は決まって「きみはいつも……」から始めて、彼が我慢できないわたしの行動を批判した。わたしは彼に、小言を言われ続けるのは不愉快だと伝えた。「悪い所があればもちろん聞くし、直そうと努力するわ。でも批判ばかりじゃなくて、たまには前向きなことは言えないの？」

はっきりと伝えた。わたしは三九歳の大人の女性で、きちんと自分の意思を伝えられる。ミステリアスな人間でいたいとは思っていない。わたしは人にしてほしいことを伝えることができるのだから。

だが、わたしの要求は無視された。彼には自分を変えるつもりはなかった。一度は変わったくせに。愛情深かった以前の彼から、今の彼に。

わたしは怒りを外に向ける代わりに、萎縮していった。すぐに謝り、彼に名前を呼ばれると、また批判されるのではと身構えるようになった。一挙手一投足を監視され、なにか悪いところがないか観察されていると感じた。ある程度はわたしの頭のなかの強迫観念から生まれた感覚なのだろうが、わたしだけのせいとは思えない。彼はいつもわたしに落ち着けと言った。わたしと別れるつもりはないようだった。わたしは神経過敏で、精神的にも不安定で、びくびくして過ごすようになった。わたしは彼が恋に落ちた女性とは、まったく違う自分になっていた。自分が神経質過ぎたのか、彼が批判的過ぎたのか、今でもわからない。真実はその中間のどこかにあるのだろう。不安のあまり、わたしは太ももをつねるのをやめられなくなり、皮膚は小さな赤い瘡蓋《かさぶた》だらけになった。

彼はわたしの声が大きいと言い始めた。今まで他の誰からもそんなことを言われたことがなかったが、本当はどう思われていたのだろうと急に不安になった。自分が分不相応に生きてきたのだろうか。

徐々に追い詰められて、常にいつ次の指摘を突きつけられるのだろうと怯えて過ごすようになった――彼の声は、小さなわたしを叱りつけるときの父の声と同じだった。自分の言葉がわたしにどう聞こえているかなど考えたこともなかっただろう――そもそも彼は自分がひどいことをしていると思っていなかった。彼にとっては善意の注意なのだから。だが彼が苛立ち、注意する声を聞くたびに、わたしはどんどん萎縮していった。それに、赤ちゃんを産んでいいと嘘をつかれたということは、意識して考えないようにしていた。だから彼がささやいた甘い言葉もすべて嘘に違いないということも、考えないようにしていた。だが無意識では、いつも彼は嘘つきだと考えていたのだろう。わたしは自分の周りに壁を築き始めた。彼を信用できなかった。彼はふたりの間にあったものを壊してしまった。

あるとき、ワシントンDCに住むわたしのふたりの弟と友だちが泊まりにきた。わたしの友だちがいる前で、彼はわたしに深刻な口調でキッチンに来るよう呼んだ。

「ヴァレリー、こっちに来てくれるかい?」彼は片手でわたしを差し招きながら、もう片方の手の人差し指でキッチンカウンターの表面の一点を指していた。強く押し当てていたからだろう、彼の指先は血の気を失って白くなっていた。大理石のカウンターにはわたしが使ったときに跳ねたに違いない、タイ料理にかけるシラチャーソースの小さな滴が垂れていた。

「見えるかい?」彼の声はとがっていた。

「ええ」わたしの声は従順で、顔は真っ赤だった。友だちや家族がこの屈辱的なシーンを見つめている。「わたしがこぼしちゃったのね。拭いておくわ」

「大理石が傷んで、カウンターがぼろぼろになる。すぐに拭いてくれ」命令は絶対で、逆らえそうになかった。

二度とこぼさないと約束すると、彼の強張っていた体から緊張が抜け、みんなも会話に戻った。だが、わたしは叱られた子どものような気分のままだった。

弟ふたりは、彼を〝厳しい父親タイプ〟だと言った。

あまり良くない感想だった。父はずっとわたしを認めず、この時点で少なくとも二年間、口をきいてくれなかった。運命の男へ愛は、わたしがてこずっている父との関係が影響しているのだろうか？　わたしは自分を価値のない人間だと思わせる男を追い求め、そして承認してほしいと願っているのだろうか？　父がわたしにそう感じさせているように？

それ以外、ほかのほとんどの日は、彼は素晴らしかった。わたしの四〇歳の誕生日は、彼のおかげで最高の誕生日になった。家を飾り、ジェムソンのボトルそっくりの誕生日ケーキを用意して、わたしをびっくりさせてくれた。しかも大型のバンを借りてきて、わたしと遠方から来たゲストを乗せ、ワシントンDCの観光ツアーをしてくれた。特に、恋に落ちたときと同じように彼がわたしを溺愛し、愛情深くあたたかな言葉をかけてくれたのが嬉しかった。

だが、わたしが子どものころの父のように、彼の気分――穏やかで愛情深い、もしくは、癇癪もちで怒りっぽい――を予測することができなかった。わたしはいつもびくびくして、彼がそばにいるとリラックスすることができなかった。わたしに手を上げることは一度もなかったし、声を荒らげることも滅多になかった。いま考えてみると、彼がわたしにしたすべての批判は、父が算数の宿題をするわたしにした批判とまったく同じだった。わたしが彼の口調と小言にひどく敏感なのは、父のせいなのかもしれなかった。だが出会ったころにわたしが感じた安心とくつろぎは、途切れることのない不安に取って代わっていた。誰かに糸を引っ張られ、操られている気がしていた。わたしは壊れ始めていた。

毎日、産みたかった子どものことを考え、この現状がいかに間違っているかを訴える心の声に耳を傾けていた。

わたしが手術を受けることになってすぐ、転機が訪れた。大きな手術ではなかったが、簡単な手術でもなかった。退院して数日経ったある朝、わたしが元気に動き回れるようになったので、彼は朝の七時半に親友の家の補修やらの手伝いをするために出かけていった。その日、彼は何度も「遅くなったけど、もうすぐ帰る」というメールを寄越した。わたしは手術の傷痕から大量に出血し、激しい痛みに襲われ、不安でいっぱいだったが、そのことを彼に知らせなかった。彼がもうすぐ帰ってくると信じ切っていたからだ。それに、今までわたしがいつ帰るのか尋ねるたびに、彼は苛立ちを募らせていた――わたしが彼をコントロールしようとしていると思ったのだろう。すでにそう思っている彼を、急かすようなことはしたくなかった。

数時間後、近所に住むカップルが、退院後のわたしの様子をうかがいに寄ってくれた。彼らは明らかに痛みに耐えているわたしを見て仰天した。そして、彼がわたしひとりを置いて外出し、だいじょうぶかと尋ねることもなく一日放置していることが信じられないようだった。嘘をつきたくなかったが、彼のことが恥ずかしかった。彼がなぜ家にいないのか、近所の人にどう説明すればいいかわからなかった。わたし自身へも、どう説明すればいいかわからなかった。

ようやく、ドアの鍵を開ける音がして、わたしがソファの上で目を覚ましたとき、時刻は真夜中に近い一一時半だった。家に帰ってきた彼はいつもと違い、酔っ払って不機嫌だった。

わたしは疲れ果てていたので、朝になったら話をしましょうと言った。彼はよろよろと階段をあがって寝室へ行き、わたしは泣きながらソファでまた眠った。

翌日の彼は頑なだった。わたしのことを受動攻撃的（強情を張ったり、引き延ばしたりするなどの行動で攻撃性を示すパーソナリティ障害）だと言い、早く家に帰ってきてほしいと率直に言うべきだったと責めた。わたしはこちらの事情も話した。メールをしてくるたびに「もうすぐ帰る」とあった、すでに先方の家を出ようとしている人に早く帰ってきてと言う必要があるとは思わなかったと言った。すぐに彼は自分が送信したメールを確認し、わたしの言ったとおりだと気づいた。傷口から流れる血を直接トイレに滴らせたと説明すると、彼は驚いて目を大きく見開いた。水を流しても、便器のなかが真っ赤な錆色に染まって色が落ちなかったので、わたしはブラシで強くこすらなくてはいけなかった。彼は血液の話を聞いて気持ちが悪くなったと言ったが、「悪かった」という謝罪の言葉はひとこともなかった。

彼はすっかり違う人になっていた。手術の前は、出会ったころの四ヵ月前と同じように、とても優しく面倒を見てくれた。ベッドに飲み物や保冷剤を持ってきてくれ、わたしが ちゃんと食事をしているか、決まった時間に痛み止めの薬を飲んでいるかを確認してくれた。彼は人を支えることができる人だとわかっていた。だが今この瞬間、彼は明らかに、わたしのそばについていてやりたいとは思っていなかった。わたしはそのことに傷ついた。

わたしたちは仲直りをした。だが、わたしの現況に対する不安は消えることがなかった。一週間後、わたしたちは腰を据えてふたりの関係について話し合いをした。わたしは手術後に彼があまりにも冷たく無関心だったことにまだ傷ついていると伝えた。たとえば、彼は自分が病気のときは子どものように大騒ぎをする。ちょっと鼻水が出たり、鼻が詰まったりしただけでソファに身を投げ出し、痛みに唸り声を出す。生まれながらの世話焼きのわたしは、すぐに駆け寄って彼の顔をマッサージし、リンパ液の流れをよくするために首筋を揉み、お茶や温湿布を持っていく。わたしは彼の世話を焼いた。彼に「お願いします」と言わせたことなどない。それなのになぜ彼はわたしが何も言わなくても、術後のわたしに同じことをしてくれなかったのか？

わたしが赤ちゃん計画をあきらめ、知り合いがたくさんいるワシントンDCの中心を離れここに引っ越してきてから、ふたりの力関係がおかしなことになってしまった。わたしは体の奥底からそれを感じていた。

わたしはそれをうまく説明するための言葉を探そうとしていた。まだ話を始めたばかりだったが、わたしたちはいつも通り穏やかに話をしていた。彼とわたしは怒鳴り合ったことがなかった。ふたりとも理性的だった。

それから、彼は言わずにいられなかったのだろう、ぽろりと言った。

「きみを躾けようとするのは本当に大変だったよ」彼はそう言って、片手をあげて、手のひらをわたしに向け、指を大きく開いた。「後ろから頭を押さえつけてやるしかないと思った」開いた手をぐっと下へおろした。トイレに失敗した犬の頭を押さえつけて、糞に押しつけるようなしぐさだった。

わたしは愕然として、押し黙った。身動きもできなかった。それから声を振り絞って尋ねた。

「わたしをリスペクトする気持ちはある?」

彼はしばらく考えてから言った。「いちおう」

わたしにとって〝いちおう〟は充分ではなかった。

この数分間で、もう終わったとわかった。わたしは終わらせたくなかった。彼をどうしようもなく愛していたから。だが彼の言葉で、わたしにかかっていた魔法が解けた。

わたしったら、何をしていたんだろう? 自分の家で縮こまって暮らしていたなんて。わたしは何かを恐れて、こそこそ隠れているような女じゃない。人から罵倒されて黙っているようた女じゃない。この人と付き合っているうちにどうなってしまったの？

新しい思いが心によぎり、失恋と解放が同時に起こった。

その晩、彼が後ろでいびきをかいているのを聞きながら、わたしはスマホを取り出した。驚き安堵したことに、アパートメントの以前住んでいた部屋の隣（同じ広さで、裏庭につながっている）が奇跡的に、もうすぐ住人を募集することがわかった。わたしはすぐに大家にメールを送った。わたしは長いことあのアパートメントに住んでいたし、大家とも仲が良かった。念のためオンラインの賃貸情報サイト経由でも申し込みを入れ、今現在の住人（わたしの友だちのリタ）に、近いうちに部屋のなかを見せてほしいとメールした。それから銀行残高を確認した。ちょうど会社からボーナスをもらって貯金をしたところだった。これでアパートメントの保証金を払い、以前の生活を取り戻すことができる。

最後に、クリニックのドクターにメールを入れ、準備ができたので、できるだけ早く受精卵のひとつを移植したいと伝えた。

あちこちにメールを出しただけの二〇分間で、運命の男と出会う前の自分に戻る手はずをすべて整えることができた。わたしは安堵し、そして打ちのめされてもいた。

あのひどい言葉。彼は後になってから、自分が使った〝躾ける〟という言葉を後悔し、わたしに真摯に謝った。わたしたちが本当に別れるのは、それから数ヵ月後のことだ。それまで、ふたりで最高のセックスを大いに楽しみ、付き合い始めのころよりもさらに率直に語り合った。ふたりは行きつ戻りつしながら、どっちつかずのまま、長い時間を過ごした。彼は手放すには惜しい男性だった。

わたしはひどいことをしていた。彼に次に住むところを確保したことも、ふたりの関係は終わっているも同然だと考えていることを伝えないでいた。心の底から、なにかが変わって、これからも彼と過ごすことができたらと願っていた。アパートメントの保証金と、まだ引っ越してもいないのに一ヵ月分の家賃を払っても、わたしにとって彼はお金よりも大切な存在だった。それでも別れを決めたのは、わたしの尊厳を守るためだ。そのほかに、彼に真実を伝えられないでいたのは、彼の家族が数日中にワシントンに来る予定だったからだ。別れ話をしたあとで、気まずい思いをしながら彼の家族と過ごすことを考えると、ぞっとした。彼らの楽しい旅行を台無しにしたくなかったし、彼らの訪問中の不愉快な存在になりたくなかった。彼に本当のことを言わなかった自分を、わたしは今後も許すことができないだろう。彼はそんなひどい仕打ちをされるべき人ではない。同時に、わたしは彼と別れなくて済んだらどんなにいいだろうとも願っていた。彼は一度言った言葉を撤回することができる人なのだから。

彼の家族が滞在しているあいだ、わたしは緊張のあまり、すっかり精神的に参っていた。あるとき、わたしらしくないことに、彼の母親とお姉さんの前で泣き出してしまった。彼が部屋の向こう側から、〝人の話に割り込んで話をするな〟というメールを送ってきたからだ。わたしは恥ずかしくて情けなくて、うまくごまかすことができなかった。彼がわたしの無作法に腹を立てるのは当然だ。この時点で、わたしの心がぽきりと折れた。わたしたちはふたりきりになったときにさっと言葉を交わし、家族の旅行をこのままやり過ごし、彼らが帰ったら話し合おうと同意した。

数日後、ポーチに並び、車で帰っていく彼らに手を振った。車が道の先の角を曲がると、彼はわたしを見て言った。「話をしようか？」わたしはうなずいた。

ソファの端と端に座る。わたしは両手を揉み合わせ、咳払いをした。彼は深刻そうな顔で考え込んでいる。

「きみはぼくらがうまくやっていけると思うかい？」彼は静かに尋ねた。

「とてもそうは思えない」わたしは言った。

彼がわたしに対して犬のように躾けるという言葉を使ったこと、わたしをリスペクトする意識が欠けていることが露呈したときから、ふたりの未来に深刻な疑いをもつようになった。だから、彼の家族といっしょにいるのはつらかったと説明した。

彼は黙って耳を傾けていた。「躾けるなんて言って、本当にすまなかった」彼は認めた。

「あなたを愛してる。本当に愛している」わたしは言った。「この関係を終わらせたくない。でも、もう元へは戻れない。どうにか我慢してあと六ヵ月過ごせるかもしれない。でも二年が限界、そう思う」

彼はうなずいた。とても真剣な表情だった。

それからもう少し話をすると、彼は立ち上がり、頭を冷やしてくると言って車で出かけていった。

終わった。

九日後、わたしは引っ越しをした——荷物は彼が運んでくれた。

14章
抜け出せない灰色の憂鬱

ニッキーが運転席でなにか言ったが、わたしはぼんやりしていて、よくわからなかった。彼女は選択的シングルマザーで、同じ妊活グループの友だちだ。車中の会話は、わたしのせいでずっとちぐはぐだった。わたしはただ呆然と助手席に座り、窓の外を流れるワシントンDC北西エリアの見慣れない景色を眺めていた。季節は春で、桜や様々な花の色で鮮やかにいろどられているはずだが、わたしの目にはただぼんやりと灰色に映っていた。

彼の家を出てワシントンDCでのかつての暮らしに戻ってから一年と二ヵ月が経っていた。頭のなかの霧は分厚く、わたしはこれから直面することに不安でいっぱいだった。

「送っていくだけでだいじょうぶ？　それとも待ってようか？」ニッキーは知りたいのだ。横目でこちらを見る彼女の表情から、わたしが必要とする限りそばにいたいと思っているのがわかった。

「うーん、だいじょうぶ。送ってもらうだけで。送ってもらうだけでだいじょうぶ」どうにか返事をする。

ニッキーはわたしを見つめた。眉間のしわから、彼女がとても心配していることがわかる。ウィンカーを点灯し、病院の駐車場に車を入れた。

「やっぱり待ってる。入院することになったら教えてね」

わたしは無理に笑顔をつくり、ニッキーと彼女の赤ちゃんに手を振った。彼は後ろの席に取り付けたチャイルドシートにおさまって指をしゃぶっている。わたしはSUVから降りると救急処置室へと入っていった。

入院が決まるまで五分とかからなかった。疲れきった表情の看護師がわたしの熱と血圧を計ってから、どうしましたかと尋ねた。

「入院して精神科の治療を受けたいんです」わたしは言った。消え入るような声しか出ない。

「なるほど」彼女は辛抱強く言った。わたしの顔を見ることなく、尋ねる。「どんな兆候が?」

「死ぬことばっかり考えちゃうの」

看護師はここで初めてわたしの目を見つめた。今度はもっと穏やかに尋ねた。

「なにかあったの?」

彼の家を出て、新しくも馴染みのある場所に戻ってからの数週間、わたしは徐々に生活を立て直していった。

アパートメントの飾りつけも大いに楽しんだ。彼は親切にも、新居を整えるためのお金を出したいと言ってくれた。彼の家へ引っ越し、六ヵ月でまた戻ってくることになって、わたしはかなりの額を出費していた。引っ越しの際に家具のほとんどを手放していた。郊外にある彼の家に住むために車も買ったが、今度はそれを売る必要があった。お金を補助してもらうことは少し気まずかったが、おかげで半分がらんとした学生寮のような部屋を居心地よくしつらえることができた。

引っ越したときに手放した家具の代わりと、鮮やかな赤い大きなパラソルも買った。赤いパラソルは、裏庭で書き物をするときに陽射しや雨を避けるためのものだ。毎日の散歩も再開した。そして何より重要なのは、誰かのために、母親になるという夢を二度とあきらめないと自分に誓った。

彼と別れてから二ヵ月後、わたしは胚をひとつ、子宮に移植した。

移植当日は、膀胱をぱんぱんにしてクリニックに来るよう言われていた。膀胱に尿がたまっていた方がエコーの画像がより鮮明になり、子宮の傾きも緩やかになるため、貴重な胚盤胞をカテーテルで子宮に戻す処置がしやすくなるそうだ。

およそ五分の処置が終わると、わたしは仰向けに寝かされ（トイレに行きたくてたまらないのに）一五分間、安静にするよう言われた。わたしはお腹に両手をそっと当て、目をつぶり、念じた。〝あなたと、わたし。ね、聞こえる？　あなたと、わたし〟それから、いつものマントラを唱えた。

翌日、わたしは下腹部に鋭い痛みを感じた。子宮に移植した女の赤ちゃんの卵が着床したのだと、自分に言い聞かせた。だが、それを確かめるためには、あと数日待たなくてはいけない。五日後、妊娠検査薬のスティックにうっすらと二本目の線が現れた。そのとき、わたしは自宅にひとりでいた。勝利の喜びが脳のすべてのシナプスを駆け巡った。粉末ジュースのキャラクター、クールエイドマンが煉瓦の壁を突き破って走り回っているみたいだ。やった！　ついにやったわ！　お腹に女の赤ちゃんがいる。これほど深い喜びを感じたのは初めてだった。これまでの人生はすべて、この瞬間のためにあったのだ。妊活を始めて二年が経とうとしていた。

舞い上がって気が大きくなり――散々心配したが、正常な遺伝子の胚を移植できたわけだし――わたしはおもちゃ、服、バウンサーなど、友だちの子どものおさがりを集め始めた。妊娠を知らせる〈ベビーアナウンスメント〉のための可愛らしいグッズも買った。そのうちのひとつに〝とんでもなく高くついたけど、それだけの価値があるわ！〟と胸にかかれたロンパースもあった。

育児日記を始め、お腹にいるちびっこ宛てのメモも書き込んだ。出産祝いで欲しいものを公開する〈ベビーレジストリ〉のリストも作った。やらなくちゃいけないことが山ほどある。

そして、出血した。

赤ちゃんをなくしたのは、もうすぐ妊娠六週目に入るときだった。トイレで使った紙に血がついていたので、わたしはパニックになった。すぐにソファに横になり、医者に電話とメールをする。新しい主治医はとても親切な人だった。わたしはドクター・高慢ちきのクリニックをやめ、違うクリニックに通っていた。

日曜日だったが、医者は二〇分以内に折り返しの電話をくれ、すぐにタクシーに乗ってクリニックに来るようわたしに指示をした。その時点で、わたしはトイレで大きな血の塊を出していた。それが膣を通って排出される感覚は鮮明だった。良い兆候ではないはずだ。

クリニックに到着すると、医者と看護師が駆け寄ってきて、待合室からすぐに診察室へ案内された。医者が経膣超音波を使って検査をすると、赤ちゃん（わたしの夢と希望のすべてが詰まった小さな多細胞）はまだ体のなかにとどまっていた。出血は絨毛膜《じゅうもうまく》下血腫《かけっしゅ》によるもので、赤ちゃんを包んでいる胎嚢の周りにたまった血液だと説明された。

医者はわたしにベッドで安静にして過ごすよう指示し、慎重に経過を観察すると言った。だが、わたしは〝もう遅い〟と感じていた。お腹に赤ちゃんがいるという感覚はなかった。もう空っぽ、そんな感じだ。赤ちゃんが生きていたときには重く張っていた乳房も、元に戻っていた。

その晩と翌朝、血の塊を伴う出血はさらにひどくなった。わたしはすぐにクリニックへ行った。「残念です」経腟超音波装置を腟から出しながら、医者は言った。医者と看護師は、わたしがひとりで泣けるよう、診察室を出ていった。

罠にかかった動物のように、わたしはうめき、泣き叫んだ。アパートメントへ向かうタクシーのなかで、わたしは母に電話をして泣いた。

「もう死にたい」叫んだ。本気だった。

「ああ、なんてこと。かわいそうに。かわいそうに」そう言うよりほかに、母にできることはなかった。

彼に電話をしていた。運命の男に、だ。そんなこと考えもしなかった。電話をかけたことさえ気づかなかった。急に彼の声がした。心配そうだ。

わたしは声を振り絞って言った。「赤ちゃん、だめだった！」

「そっちへ行こうか？」

「うん」わたしはそう言って、また泣き出した。

月曜日の午前一一時、彼は仕事を早退してわたしのアパートメントに来ると、泣いているわたしを抱き締めた。背中をさすり、涙で顔に張り付いた髪をそっと払い、悲嘆に暮れるわたしのそばにいてくれた。彼はなにも言わず、一五分間もただ壁を見つめ、それから突然泣き出したり、全部が急に現実とは思えなくなったと話し始めたりするわたしのそばにいてくれた。誰かが死んでしまったような気がした。たしかに死んでしまった。わたしが落ち着き、そしてほかの友だちが来てくれることになったので、彼はその日の午後遅く、帰っていった。彼のこのときの優しさには、いつも感謝することになるだろう。なんの下心も、期待も、義務もなく、わたしのためにただそばにいてくれた。

馬鹿みたいだ。あちこちで自分は妊娠したと言いふらしてきた。妊活の計画を立て、赤ちゃんを産む未来を想像していたなんて、とんだ思い上がりだ。わたしはお腹にいた女の赤ちゃんを愛していた。心から。昔からずっと、あの子の魂を知っていたという気がした。ずっとあの子に会いたいと願っていた。でももう会えない。

誰かが流産について語ると、聞いている人は流産とは一瞬の出来事だと思うだろう。最悪な一日だったねと。

だが流産を経験した人が決して口にしないのは、流産は一瞬や一日の話ではないということだ。わたしは赤ちゃんを失うまで八日間かかった。自然流産だったので、投薬や子宮内膜掻爬《そうは》術（D&C）を受ける必要がなかったのはよかったと思う。だが、赤ちゃんをじわじわと失っていくのは、想像以上に残酷だった。

それからの数週間、悲嘆と喪失という、焼けるような痛みを全身に感じながら、わたしは黒と灰色の壁を自分の周りに築き、ひきこもっていた。どうやって乗り越えたの？　人にそう聞かれると、わたしは初めて（おそらく人生で初めて）こう言った。「話したくない」

この心の痛みと喪失感を言葉にしようとするのは、やってはいけないことのように思えた。気持ちを整理して前へ進んだり、次の赤ちゃんを妊娠しようとしたりするのは、失った赤ちゃんに対する裏切りのように感じた。ここに書いたことは、あの日わたしが失ったものを何ひとつ伝えていない。伝えることなんてできない。

同じ地獄を経験したほかの女性から話を聞くと、わたしは少し慰められた。ヘレンはゲイの友人の提供精子で妊娠したが、女性には中絶を選ぶ権利があると判断したロー対ウェイド判決が、連邦最高裁で覆された直後、不幸にもお腹の赤ちゃんを失った。長年の民主党員で中絶の権利の支持者だった彼女は、妊娠八週目までの胚は、厳密にはまだ人ではないという議論に打ちのめされた。流産したとき、彼女の赤ちゃんは妊娠九週目に入ったところだった。

最初の超音波検査のあと、彼女によると「ちょっと浮かれたわね。エコーで赤ちゃんを見れたし、アプリで調べたら、流産の可能性は四パーセントって出たの。だから、そうか、九六パーセントは無事に生まれそうだと思って……ハンドメイド作品の出品サイトとかを見ながらベビーアナウンスメントの準備を始めたの。赤ちゃんの本もたくさん買い込んだ。親しい友だちにも少しずつ報告したの。そういうことになったのよ、って」

翌週の月曜、彼女は職場で出血した。

クリニックの看護師は役に立たなかった。彼女はヘレンに、出血がもっとひどくなったら流産だろう、そうなったら病院へ行くよう指示しただけだった。ヘレンは超音波検査をしてほしいと懇願したが、看護師は水曜日まで待つよう言った。

それまでに出血はほとんど止まり、たまに点々とした染みがつくだけだった。赤ちゃんはきっとだいじょうぶ、ヘレンは希望をもつようになった。あれは妊娠初期によくある、ただの不正出血に違いない。超音波検査の日が来た。

「検査をしたら、心臓が動いてないって」

その四八時間後、連邦最高裁はロー対ウェイド判決を覆した。

ヘレンは子宮内膜掻爬術（D&C）を受けるのか、自然流産にするのかを決める気力がなかった。とりあえず帰宅して、待った。

「妊娠を終わりにしたくなかったの」彼女は言った。こう思ったそうだ。「誰もわたしに強制はできない。流産するとしたら、そういうことになるだけ。でも自分が手を貸すようなことはしない。絶対、しないって」

そうこうしているうちに、彼女は胸を締め付けられる思いをした。ニュース番組や友人たちの間で、中絶と、胎児はいつから人として認められるのかという話題を取り上げるようになったからだ。ヘレンは女性が中絶を選ぶ権利は守られるべきだと考えていたが、子どもを失う経験をしたすべての女性が感じる悲しみは消えることはないと思った。

数週間経つと、ヘレンは事態に向き合い始めた。病院に行き、子宮に残った組織を排出する処置をするよう頼んだ。

「看護師さんに超音波検査をされて、それから、お医者さんは気の毒そうな顔をしていたけど、わたしは妊娠を終わらせるという同意書に署名させられたの。ごめんなさいね、連邦の決まりだから署名をしないといけないって。中身は読まなくていいから、一番下に署名だけしてって」

クリニックを出る前に、最初の薬を飲んだ。これからお腹が痛くなるだろうが、医者にできることはないので、救急外来に行く必要はないと言われた。そこでヘレンは薬局に寄って、これから耐えなくてはいけない精神的な苦痛を和らげるために食用大麻を購入し（カリフォルニア州では大麻は合法だ）、家に帰ると、痛みがやってくるのを待った。

ヘレンは今まで大麻を吸ったことはなかったが、大麻入りのお菓子を食べ、これから自分の体に起きることをじっと待った。一時間も経たないうちに、〝滅茶苦茶ハイ〟になった。「なんだか自分の死刑を待っているような気分になったの」それからの数時間を、ヘレンはそう表現した。メキシコの画家フリーダ・カーロと、イギリスのヘンリー八世の最初の王妃キャサリン・オブ・アラゴンのことを思うときもあった。ふたりとも、言わば壮絶な妊活を経験した女性だ。

フリーダ・カーロは数回の流産と、少なくとも三回の中絶を経験していた。通学途中のバスの事故で骨盤などに負った大怪我のせいで、出産で命を落とす可能性があったからだと言われている。彼女が描いた自画像『飛ぶベッド』では、ベッドに横たわるカーロの子宮から三本の赤い糸が空中へ伸び、中央の糸には赤ん坊が、右の糸にはカタツムリが、左の糸には妊娠した女性のお腹の模型が結びつけられ、それぞれ宙に浮かんでいる。デトロイトで流産したあとで描かれた作品だ。

キャサリン・オブ・アラゴンは五回の流産や死産を経験し、無事に生まれ育ったのはひとりだけ――女の子――だった。夫であるヘンリー八世は大いに落胆し、跡継ぎの男子がいないからと、二〇年以上連れ添った王妃に離婚を言い渡した。彼女は、のちに英国女王となった娘のメアリーに会うこともなく亡くなっている。

ヘレンはひとりきりになりたかった。そして、自分と同じように子どもを失う独特の苦しみを経験した歴史上の女性たちとつながっていると思うことで、慰めを見いだしていた。

彼女は医者から、子宮に残っている組織が排出されるとき、ごく小さな胎児そのものを見てしまうかもしれないと警告されていた。それを想像するとヘレンは震えたが、薬を飲んだまさにその日、便器を見下ろすと赤ちゃんのミニチュアがいた。小さな手に、かすかな髪の毛。ほんの数週間だとしても、自分のお腹に宿っていた、かけがえのない命。彼女はその証拠を目の当たりにして、感謝の気持ちでいっぱいになった。

赤ちゃんを柔らかな紙にのせ、キッチンテーブルに寝かせた。どうすればいいかわからなかった。

数時間後、彼女は家のなかをうろうろと捜し回って、プレゼントでもらったアクセサリーが入っていた小さな箱を見つけた。

ヘレンはギリシャ正教会を信仰する家庭で育ち、最近は教会にまったく行っていなかったが、家にあったキャンドルと聖画像《イコン》を飾り、キッチンテーブルに赤ちゃんのための祭壇をつくった。

それからベッドに戻ると、大麻の作用でうつらうつらしながら、波のように押し寄せる喪失感と、キッチンに寝かせている赤ちゃんの遺体をどうするか早く決めなくてはいけないという焦りに襲われていた。地面に埋めるつもりはなかった。アパートメントは賃貸で、いずれ引っ越すことになるからだ。

「部屋に鉢植えのライムの木があって。その根本に埋葬したの」ヘレンはそのときのことを思い浮かべ、涙を拭って言った。

子どものころに体験した宗教的な儀式を真似して赤ちゃんを埋葬したことで、ヘレンの心は慰められた。心の傷から急いで立ち直ろうとはしなかった。やがて徐々に、また妊活に向き合う気持ちが戻ってきた。いまでは専門の医師のもとで、母親になるための最善の方法について話し合っている。

なぜだかわからないが、わたしは死ななかった。息をして、朝になると目覚め、少しずつ笑ったり、楽しくなったりすることを見つけていった。子どものいない人生を送る自分を、初めて思い浮かべてもみた。未来のわたしには、鏡に映る自分とまっすぐ目を合わせ、自分を好きでいてほしかった。

凍結した胚がまだひとつ残っていたが、また流産するのではないかと不安だった。そこで、三度目の採卵をした。ホルモン剤を自分で注射することから始める八週にわたる手順を踏んだすえ、取り出せたのはおそまつな卵子ふたつで、どちらも受精しなかった。

自分はもう母親にはなれないかもしれない、少なくとも自分が考えていた方法では母親にはなれないという事実を受け入れ始めていた。わたしは流産を嘆き悲しむ時間をたっぷりとった。無理に立ち直ろうとはしなかった。一年近くだろうか——その間、友だちと出かけ、人前で踊り、そしてカラオケで歌った。毎朝飲んでいたサプリメントをやめ、ウィスキーを楽しむようになった。妊活中心の生活になる前の自分に戻り、愉快に過ごすようにした。だが煙草には手を出さなかった。

数ヵ月が経ち、わたしは四一歳になった。そろそろ妊活に戻り、最後の胚を移植しようじゃないか。「赤ちゃんを産みたい」と口に出し、絶対に産むと自分に誓ってから、三年が経っていた。そして、その間に歳を重ねたわたしは、寝室に置いた天蓋付きのベビーベッドを洗濯かご代わりに使っている。洗濯史上、一番高価な洗濯かごに間違いないだろう。

わたしはいちから妊活を再開した。主治医と話をすると、抗鬱剤の薬のひとつが、授乳を通じて赤ちゃんに悪影響を与えるかもしれないことがわかった。わたしは赤ちゃんにおっぱいをあげたかったので、その薬の服用をやめた。一週間ほど様子を見たが、気持ちは落ち着いたままだったので、もともと自分には必要のない薬だったのだろうと思った。

同じころ、転職したわたしの新しい医療保険が、胚を保管しているクリニックでは使えないことがわかった。クリニックを替えると、胚も移動させないといけない。六ブロックほど離れた別のクリニックに胚を移動させるためだけに、わたしは一五〇〇ドルも支払わなくてにいけなかった。

しかも、また心理適性検査を受けるよう言われた。それはドナーも同じだった。さらに、わたしとロイヤーはふたりでセラピー・セッションも受けさせられた——もちろん、支払いはすべてわたし持ちだ。

ハードルをひとつ越えるたびに、保険会社、クリニック、受精卵の胚培養士が次のハードルを見つけてくる。わたしは三月までに胚移植をしたかった。それが五月になり、いったいいつ、そして本当に胚が新しいクリニックに届くのか、まったくわからなかった。胚の記録を見直すというだけの手続きに四五〇ドルを支払い、そしてその見直しは三ヵ月かかると言われた——しかし、だからといって、新しいクリニックが胚を受け取れるとは限らない。

徐々にパニックに襲われながら、わたしは自分の受胎能力、自分の子どもを産めるかどうかという能力が、妊活のあらゆる場面で人質にとられていると気づいた。わたしを守るためという名目で行われる様々な検査が保証してくれるのは、最後の胚を移植する前に、わたしは四二歳になるだろうということだけだった。不思議なことに、わたしは主導権を握りたいと考えるようになった。かつては自分からフェイスブックのコミュニティをふらりと覗き、新入りの精子ドナーについて調べたりしたものだ。そうすればすぐに赤ちゃんができると考えていた、なんてうぶなわたし。もうずいぶん前の話だ。

毎日、自分を囲む水の水位があがっていくのを感じていた。わたしはわずかに残っている希望で、ごまかし、取り繕ってきた。時間を無駄にしていた。

さて、母の日のことだった。本当だったら、ママになって迎える初めての母の日だったのに。もし娘を〝なくしていなければ〟。だがなくしたわけではない。わたしのつらい体験を、そんな薄っぺらで意味のない言葉で描写しないでほしい。あの子は玄関の鍵でも、テレビのリモコンでもない。なくなったりしない。あの子はわたしの赤ちゃん。そして、死んだ。

わたしはついに溺れてしまった。息が苦しい。水は頭上から降り注ぎ、水位はどんどんあがっていく。

事態を悪化させたのは、わたしが母とほとんど話ができなかったからだ。この三年わたしと口をきいていない父が退職をした。その結果、母はずっと家にいるようになった父の目を逃れ、わたしと話をする隙を見つけるのが難しくなった。母がわたしと電話で話をしていることを知ったら、父は母から情報を搾り取ろうとするだろう。もしそうなったら、わたしは居心地の悪い思いをすることになる。

「ママ、大きい家に住んでいるんだから、ほんの数分、ほかの部屋に行けばいいだけじゃない」

「だって、後ろをついてくるのよ！」

「わたしとふたりだけの話をしたいからって、言えばいいのに」

「そんなことを言ったら、どんな話かってしつこくきかれるわ。でもあなたはパパには知られたくないでしょう？」

「パパに話しちゃだめって、わたしに言われたって言えば？　わたしと口をきいてくれないのは、パパなんだから。わたしに興味があるなら、なぜこの三年間、クリスマス、誕生日、祝日にかけた電話に出てくれないの？　そう言ってやって」

「そんなこと言ったら、もうあなたと電話しちゃいけないって言われちゃう」

母のその言葉は、わたしにとって鋭く耐えがたい一撃になった。

「ママは六五歳の立派な大人でしょ。娘と話をしていいかどうか、夫の指示に従うわけ？」声が震えないように気をつけた。だが、熱い、怒りの涙が溢れて頬をぬらした。

「そういう意味で言ったわけじゃないって、わかっているでしょう、ヴァレリー。パパとあなたが口をきかないことで、ママがどれほどつらい思いをしていることか。ママだって板挟みで大変なのよ」

母の言うことはもっともだった。父は母の夫だ。父とわたしの仲違いが、家族全体、特に母につらい思いをさせていると思うと嫌だった。母にできるだけわたしと電話で話す時間をつくってほしいと頼んだ。だがそうすると、父がいつ帰ってくるかわからないので、母がいつも早く電話を切りたがっている気がした。

そして今、母の日の週末、わたしはいつにも増して母を必要としていた。母に花を送っていたが、話をしたのは日曜日に電話で二分だけだった。母はいつだってわたしの命綱なのに。気持ちがどんどん沈んでいった。だがすでに母は多くのストレスを抱えているのだから、これ以上自分のわがままを言いたくなかった。

いつもの〝灰色の憂鬱〟が戻ってきた。わたしは分厚いマントに包まれたように、死んでしまいたいということばかり考え、恐ろしい結末へと誘われるようになった。過去の言葉、恐ろしい言葉が、灰色の憂鬱に包まれているわたしを苦しめ、日常生活を送るわたしの意識の陰から顔を出すようになった。たとえば〝死にたい〟という言葉だ。そしてふと気がつくと、無意識のうちに手首を見つめている。ぱっくりと割れた傷から噴き出した血が、白く分厚いカーペットを真っ赤に染める様子を想像している。つい考えてしまう。体から少しずつ血が流れ出ていったら、心臓はいつまでもつのだろう。

わたしの空っぽの、欠陥品の子宮が、わたしをあざ笑った。毎月、生理が来ていたのは、いったい何のため？

鏡をかざして自分のこれまでの人生を映してみると、わたしという存在は、正面だけ立派な装飾ファサードをつけた建物と同じで、見掛け倒しの偽物にしか見えなかった。

そして同じ質問がずっと頭のなかで聞こえる。〝子どものいない人生になんの意味がある？子どもを残すこともなく、愛する人もいない。死んでも泣いてくれる人もいない、埋葬してくれる人もいないのに？〟

これこそ死、そのものだ。子どもの笑い声を聞くことのない人生、そして人生の幕が下りると、完全な無しか残らない。

わたしは自分が死んだあとに家族に見られたくないものを、まとめて箱にしまった。バイブレーター、気恥ずかしい昔の日記、昔買いだめしたコンドーム（たぶんもう期限切れ）、そのほかの細々したもの。この時点で、わたしは助けを求める声をあげるべきだったのかもしれない。

おそらく当時の自分が熱心に調べていたことそのものが、危険なサインだった。睡眠薬の大量摂取はどうかと考えたが、充分な量の錠剤が家にあるかわからなかった。グーグルで検索して、また違う方法を思いついた。ヘリウムガスだ。ヘリウムガスを吸うと、肺のなかの酸素の濃度が薄くなり、自分でも気づかないうちに酸欠で意識を失って死ぬことがある。ただ眠りに落ちるようなものだ。

ワシントンDCにあるパーティー用品の店のほとんどを見て回り、風船に充填《じゅうてん》するヘリウムガスの供給不足を知って、はたと自分がおかしくなっていることに気がついた。

翌朝、わたしは上司と精神科医にメールを送った。

〝健康上の問題を抱えているようです。自分の身になにが起きているのかよくわからないのですが、病院に行ってきます〟わたしは上司にこう伝えた。わたしの素晴らしい上司は、なんの質問もしなかった。彼女はわたしが流産したことを知らなかった。妊活がキャリアにどう影響するかわからなかったので、わたしは上司に妊活を秘密にしていたからだ。妊婦になるまでは、わたしはハラスメントをしてはいけないという規定の対象者（プロテクテッド・クラス）ではなかった。

〝了解。どうぞお大事に〟返信はそれだけだった。

精神科医へはこう伝えた。〝自殺のことばかり考えてしまいます。まずい状態です〟

主治医は、わたしが定期的に鬱に襲われることをよく知っていて――流産したことも知っていた。彼女はすぐに折り返しの返信をくれて、オンラインで診察もしてくれた。わたしの見た目に、彼女はぎょっとしたと思う。ベッドに横たわったまま、そして少なくとも五日はシャワーを浴びていなかった。医者が知っているわたしは、服装を整え化粧をしているか、散歩から帰ってきたばかりで汗にぬれ頬を真っ赤にしているか、そのどちらかだった。

彼女はただ耳を傾けていた。わたしは精神的にどん底に落ちていて、ここ一〇年で経験した鬱状態のなかでも一番ひどいと説明した。助けてほしい、わたしは言った。自分ではもうどうにもできない。もう生きていけない。

「短期の入院治療を考えるときがきたようですね」彼女は言った。わたしもそう思った。医者はわたしにふたつの病院の連絡先をメールで教えてくれた。

わたしが妊活グループのチャットに、誰かわたしを病院まで車で送ってくれないかと尋ねた（メンバーのほとんどが今ではママになっている）。ここ数日、わたしは意気消沈して不穏なメメッセージばかり書き込んでいたので、グループの数人はわたしがだいじょうぶか気にかけて、連絡をくれたり会いにきてくれたりしていた。なので、わたしのリクエストは彼女たちを驚かせたというより、むしろ安心させた。

荷物をまとめると、ニッキーが現れ、親切にもシブリー記念病院まで車で送ってくれた。わたしはその晩、救急処置室に泊まった。病院スタッフは〝あなたの安全のために〟と言ってスマホを没収し、いつでも様子を見ることができるよう、わたしを大きな窓のそばにあるベッドに寝かせた。翌朝、わたしは七階の病室へ連れていかれた。

紐のついた服、鏡の持ち込みは禁止されていた。鏡は割ればナイフになるからだ。あとになってわかったが、剃刀《かみそり》を使う脛《すね》のムダ毛の処理も、看護師の前でやらなくてはいけなかった。靴も禁じられ、底にゴムの滑り止めがついた普通の靴下をはいて過ごした。

入院したとき、わたしは自分をどうすればいいのかわからなかった。初めての感覚で、落ち着かなかった。だが同時に、立ち直るには入院しかないと、気づいていた。

精神科病棟での最初の夜、シンプルな白い壁の部屋で、わたしはベッドの上で膝をかかえ前後に体を揺らしていた。一九九〇年代のニュースで見たルーマニアの孤児みたいだ。わたしは声を殺して泣いた。でも、嗚咽《おえつ》が漏れていたのかもしれない。

少しして、看護師がひとりやってきた。「ヴァレリー、どうしたの?」カリブ海出身者の訛りがあった。厳しい口調だ。

「悲しくて」わたしはぽつりと言った。

「なぜ?」まだ硬い声だ。

「この三年、不妊治療を受けてきたんだけど、うまくいかなくて。怖くなったの。子どものいない人生になんの意味があるんだろうって」

彼女はわたしのベッドの端っこに腰をおろして、言った。「わたしも」

わたしは泣くのをやめて背筋を伸ばした。びっくりした。

「わたしも妊活三年目。この前の水曜日、医者に言われたの。もうこれ以上、体外受精に挑戦しても子どもはできないって」看護師はそう言って、今度は彼女が泣き出した。「もうどうすればいいかわからない。わたしは絶対いいお母さんになるのに」

彼女はわたしを抱き締め、頭をわたしの頭のてっぺんにもたせかけた。わたしも抱き締め返した。彼女は清潔な、石鹸とベビーパウダーの香りがした。彼女の三つ編みにした長い髪がわたしの頭に垂れかかり、全身全霊で抱き締められているような気がする。

そうやって抱き合ったまま、ふたりで涙を流し、互いの妊活について打ち明け合った。ふたりとも、ハッピーで元気なふりをすることに疲れ果てていた。

彼女にぎゅっと抱き締められていると、寂しくなかった。妊活を始めてからずっと心細かったのに、今は寂しくなかった。

わたしはその晩、すっと眠りにつくことができた。深く、夢も見ないほど深い眠りだった。八時間、ぐっすり眠ることができた。

絶望から逃れて、穏やかで居心地のいい場所にやってきたことで、同じ経験をした人に出会い、支えてもらうことができた。これが、わたしの回復のきっかけになった。

次の六日間、二ヵ月前に服用をやめていた抗鬱剤を再び飲み始めた。未来の赤ちゃんよりも母乳よりも、自分のメンタルヘルスの方が大切だった。わたしはアート・セラピーを受けたり、好きなだけプリンを食べたりした。自分の気持ちに向き合う余裕が出てきた。予算の縛りがある仕事や、満足のいかない仕事で幸運をつかもうとする俗世間の生活から離れ、なりたい自分もいったんおいておくことにした。

徐々に、頭のなかの霧が晴れていき、ストレスにうまく対応できるスキルが戻ってきた。医者はわたしに、もう退院してもだいじょうぶだと言った。

退院した翌日、母がやってきた。ふたりでおしゃべりをした。たくさん。翌週、母はできる限りわたしのアパートメントに顔を出してくれ、バスルームの模様替えを手伝ってくれたり、体にいい食べ物を買いに一緒にスーパーに行ったりしてくれた。それからも会いにきてくれた。母と心の距離があることが、わたしにとってどれほどつらかったか、母は知らなかったのだ。わたしたちは以前にも増して、ほぼ毎日電話で話をするようになった。

そのときから、わたしは友だちや、母や弟との関係を再び大切にするようになった。ほかのなによりもそれが、わたしを精神的かつ心の健康の回復へと導いてくれた。

三ヵ月後、わたしは残りひとつの胚を移植するときが来たと決心した。わたしはまたクリニックを替えていた（ここで四軒目！）。新しいクリニックのいいところは明朗会計なところだった。

「ずいぶん大変だったのね」新しい主治医は、わたしのこれまでのカルテに目を通してから言った。ドクター・高慢ちきと違って、彼女はわたしをただの番号やドル紙幣だとは思っていないことがわかった。女性だからかもしれない。最初の面談にたっぷり一時間かけ、クリニックは一丸となって全力を尽くすと保証してくれた。

だが五〇〇ドルかけて冷凍タンクを借り、前のクリニックから今のクリニックに胚を運ぼうとしたところ、深刻な問題が起きた。新しいクリニックの医者によると、前のクリニックの〝ラベルの分類ミス〟のせいで胚移植ができないというのだ。

この事態が起きた理由は、わたしがフリーランスの精子ドナーを利用したからだった。前のクリニックは、ある書類に精子は〝非匿名のドナー〟から提供されたと書き、ほかの書類には〝性的に親密なパートナー〟と書いていた。たしかに、両方とも正しい。だが今のクリニックが胚移植を行うには、ふたつの書類の記載は完全に一致していなくてはいけなかった。

「このアメリカに、あなたにその胚を移植しようというクリニックはないと思うわ、ヴァレリー」新しい主治医が言った。「書類に不備があるのに移植をしたら、ライセンスを失ってクリニックを廃業させられるかもしれないの。ごめんなさい、ヴァレリー。本当に申し訳ないわ」

この知らせの電話を受けたとき、わたしは散歩中で、絶望しておいおい泣けるような場所にいなかった。だがそのとき、わたしは悲しくなかった。クリニックの融通のきかないお役所仕事と、不妊医療業界の馬鹿馬鹿しい決まりに、猛烈に腹が立っていた。前のクリニックは胚の輸送をしてくれた、それはわたしの保険の適用外だったので、わたしは自腹で数千ドルも払わなくてはいけなかった。

わたしは前のクリニックの医者に長いメールを書き、現在の状況とラベルの不一致について説明した。事前に弁護士をしている友だちからメールの内容と言葉についてアドバイスをもらい、そもそもこれは明らかにクリニックのミスで、わたしが不利益を被るべきではないと訴えた。

医者はすぐに返事をくれ、なにが起きたのか調べると約束した。二四時間後に電話をかけてきた彼は、クリニックがすべての経費を負担すること、わたしがすぐに胚移植を受けられるよう、最短のスケジュールを用意すると言った。

わたしは胚移植という大切な日に向けて体を整えてきた。一三キロ近く体重を落とし、週に二回針治療に通い、アルコールを断ち、そしてまた大量のサプリメントを飲み始めていた。だが頭の方は、まだ不安定だった。その証拠に、わたしの子宮内膜は胚が着床できるほど分厚くならず、わたしは二回も移植の日を延期しなくてはいけなかった。医者はストレスのせいでしょうと言った。彼はわたしの両手が震え、普段より心拍数が高いことに気づいていた。もっと眠り、瞑想を取り入れ、要するにもっと穏やかな気持ちで過ごすようにと言った。

彼の言う通りだった。わたしは三年間の妊活の苦しみとトラウマを引きずっていた。先に進みたいのなら、過去と折り合いをつけなくては。

わたしはセラピストと追加の特別なセッションもした。わたしは流産に相当な罪悪感を抱えていた。だが、次の胚を移植するからといって、流産の喪失を忘れなくてはいけないということではないと気づいた。

二週間後、ついに子宮内膜が分厚くなり、胚を受け入れる準備が整った。さあ、時が来た。その日、わたしは水色の手術着に着替え、クリニックに来るまで着ていた服はロッカーに置き、看護師が用意してくれたゴムの滑り止めがついた病院用の靴下をはいて、手術室へと足を踏み出した。またしても、膀胱はぱんぱん、脚は固定され、そして医者が膣から子宮に長いカテーテルを挿入する。わたしはカテーテルが子宮に挿入される様子を映す、超音波の画像をうっとりと見つめていた。医者が胚を子宮内膜にそっと置くと、画面でそこが一瞬ぱっと輝いた。

さあ、次は待つ時間だ。

四日後、わたしはニューヨークにいた。シアトルから飛行機でやってくる母と合流する予定だ。ホテルの部屋にスーツケースを置き、母との待ち合わせ場所のレストランに向かう途中、予感がした。妊娠検査薬のスティックを買わないと。すぐに薬局に寄って三箱買う。胚を移植してからまだ四日しか経ってないので陽性が出る可能性はほとんどない。だが何かがわたしに、いいからやってみろとささやいていた。それでもやはりホテルの部屋に戻ってからにしようと考え、おどおどと箱を開けて検査薬を三本取り出すとハンドバッグにしまい、レストランに向かった。

母に会うのはいつも特別だ。母にハグされると、いつものいいにおいがした。席につくと、さっそくおしゃべりを始め、いくつかの料理をさっと選んで注文した。ニューヨークでなにをしようか相談したり、くすくす笑ったりしながらも、わたしの頭のなかでは、移植はうまくいったという希望がちらついていた。食事を始めて一時間ほど経ち、赤ちゃんの名前はどうしようかの相談中、わたしはちょっと失礼と言ってお手洗いに行った。妊娠したかどうかが知りたくて、単純に、もう我慢できなかった。薄暗い個室で、わたしは検査薬を一本取り出し、もどかしい手つきで包みを破いた。

わたしは自分に言い聞かせた。〝きっと陰性、陰性に決まってる。検査するにはまだ早いし。でもそれならそれで、今日はもう赤ちゃんのことはいったん忘れられるから〟

わたしは便座からほんの少し腰を浮かし、スティックに尿をかけた。ズボンをはいてから、検査結果を見つめた。めまいがして、時間が止まった気がした。陽性だ、間違いない！　自分に落ち着けと言い聞かせながらも、わたしの心臓は爆発して、アドレナリンが体中を駆け巡っていた。心臓が早鐘を打つ音がはっきりと聞こえた。わたしは急いでテーブルへ戻ると、母に検査薬のスティックを突き出した。

「うん、これは陽性、間違いなし。たぶん、どころじゃないわ！」母は言った。母は目を見開いて驚き、感動している。

「ママ！　わたし、妊娠した！」わたしは泣きたかった。だがウェイターがすでに皿でいっぱいのテーブルに次の料理を運んできたので、わたしは興奮で顔を真っ赤にして、緩む口元をどうにか引き結んだ。

残りの週末、わたしは世界一の大都市でふわふわして過ごした。お腹にいる男の子の赤ちゃんに、畏敬の念でいっぱいだった。わたしの体が彼に栄養を与えている。わたしが彼の体と心を育てていく。わたしはもうひとりじゃない。

興奮はすぐに不安に変わった。流産を経験したことがある女性ならわかるだろう。このまま赤ちゃんがお腹で無事に育ってくれると思っていいのはいつ？　妊娠したと周囲の人に打ち明けてもだいじょうぶなのはいつ？　すべてがうまくいくと保証されるのはいつ？　残念ながら、答えはない。

だが、それが親になるということだ。いつまでも子どもの心配をするのが親だ。その重く、消えることのない不安は、わたしに与えられた特権だ。世界で一番大切なものを手に入れたのだから、失うのが怖いと思って当然だろう？　だがその不安の影に頻繁に、長く引きずり込まれてはいけない。

その代わり、もっと感謝の念を抱こうと思う。超音波の画面上で、心臓の鼓動がかろうじてわかるだけだった小さなかたまりが、すっかり赤ん坊の姿に成長し、わたしのお腹のなかで、指をにぎにぎし、足をばたつかせ、お尻で上下に跳ねている。

妊娠一六週目に入った。まだ胎動を感じるには早いが、わたしは信じている。この男の子はずっとわたしといっしょにいてくれる。わたしはママになる。もう、ママだ。

おわりに

妊娠中は最高の気分だった。お腹の赤ちゃんに話しかけ、歌を口ずさみ、夜はいつもお腹を撫でながら眠りに落ちた。ベビー服やベビー用品を山ほど集め、息子に会える日を指折り数えて待った。

五月半ば、赤ちゃんの動きが急に鈍くなったので、陣痛促進剤を使って出産をはやめることになった。分娩室に運ばれ、子宮口が開きやすくなる薬を投与された。水曜日の朝になると激しい陣痛が始まり、医者がバルーンを挿入し膨らませ、子宮口を徐々に押し広げた。変な感覚がしたが、バルーンのおかげで子宮口は五センチまで開いた。

友だちのディーナとベサニー（助産師でもある）が分娩に付き添ってくれ、わたしは痛みに襲われながらも、どうにか呼吸法を実践した。子宮口が八センチまで開いた。だがここで、わたしはもう痛みに耐えられなくなった。医者に、硬膜外麻酔（背中から腰の脊髄近くにある硬膜外腔にカテーテルを入れて麻酔を注入する）をして、無痛分娩に切り替えたいと医者に訴えた。

初めのうちは、痛みから解放されてほっとしたが、すぐに、麻酔が下半身の右半分にしか効いていないことに気づいた。左半分はまだとてつもなく痛かった。わたしは麻酔医に、感覚がまだ完全に残っている左側にカテーテルを入れなおしてはどうかと提案したが、彼はそうせず、ただ薬を追加し続けた。

それから、分娩室のムードが一変した。わたしのバイタルを測っていた機器から大音量の警告音が鳴り響き、医者と看護師が駆け込んできた。わたしの血圧は急降下し、赤ん坊の心拍数は急上昇した。わたしは妊娠高血圧腎症の治療を受けていたのだが、かえって血圧が危険なレベルまで下がってしまった。遠のく意識のなかで、医者が赤ん坊が危ないと言っている。ベサニーがわたしの手をきつく握り、顔を覗き込んで言った。

「しっかりして、ヴァル、気を失っちゃだめ」ほとんど叫び声だった。

わたしは気を失わないよう頑張った。医者と看護師の処置のおかげで意識がはっきりすると、今度は怖くなった。

「赤ちゃんはだいじょうぶ?」わたしは尋ねた。赤ちゃんに何かあったらどうしよう。

緊急帝王切開をすることになった。すぐにわたしと赤ちゃんの体を処置しなくてはいけない。

わたしの激痛はそのままで、麻酔医が「女性は痛い痛いとうるさくてかなわん。我慢を覚えてもらわないと」と言っているのが聞こえて腹が立った。

車椅子で手術室に行き、三回目でようやくカテーテルを入れなおした。手術台に横たわったが、何かがおかしかった。お腹をメスで切られるのをはっきりと感じた。麻酔医が慌てて薬を追加したが効かず、彼はしかたなくわたしに全身麻酔をかけて眠らせた。そのせいでわたしは赤ちゃんが生まれる瞬間を見ることができなかった。


火曜日に入院し、緊急帝王切開で息子を産んだのは、木曜日の朝だった。

目を覚ますと、医者にNICUにいる赤ちゃんに会えるのは二四時間後だと言われた。赤ん坊はすでに産道を通り始めていたので吸引して取り出さなくてはいけなかった、取り上げたときは息をしていなかったとも言われた。

麻酔で眠っているあいだにディーナとベサニーが撮ってくれた息子の写真を見ても、驚きでいっぱいだった。この子がわたしの息子？　自分の目で見るまで、とても信じられない。

ベサニー、ディーナ、そして親切な看護師さんたちの口添えのおかげで、わたしは二四時間後まで待つことなく、生後一〇時間の息子と会うことができた。

初めて赤ちゃんを抱いたのは、信じられないほど素晴らしい瞬間だった。みんなが車椅子に乗ったわたしをNICUに連れて行ってくれ、息子の体につけられた様々なチューブやモニターを調節し、わたしに息子を抱かせてくれた。

息子は眠っていたが、ふと目を覚まし、わたしを見上げた。目が合った。

「ママよ」わたしは言った。「あなたを愛してる」

息子は真剣そうな、賢そうな表情をして、わたしを見つめていた。おっぱいを近づけると、すぐに吸い付いた。ずっと前からこうして抱いていたみたいだ。


それからの日々で、わたしは自分がこの世に産み出した小さな人と、ゆっくりと仲良くなっていった。息子は生後四ヵ月を迎え、いつもにこにこしている。わたしがママだとわかっていて、わたしにだけ、とびきりの笑顔を見せてくれる。

アパートメントから引っ越して、親友のアビーと暮らし始めた。自宅でリモートで働きながら、アビーに子どもの面倒を見てもらって謝礼を支払う。新しい家は、両親の家に近かった――なんと息子は、わたしと父を仲直りさせた。初孫には父と娘のわだかまりを吹き飛ばすパワーがあった。

いま、わたしは人生で至福の時を過ごしている。息子をただ、愛と驚きと不思議に満ちた世界で包むために、自分ができることをしている。

母親になるわたしの夢は叶った。想像していたよりも、ずっと素晴らしかった。

本書に収録されている「おわりに」は、アメリカで出版した後の出来事を、著者が日本語版のために書き下ろしたものです。

訳者あとがき

本書は著者ヴァレリー・バウマンが自身の妊活を赤裸々に綴り、アンダーグラウンドの精子提供の世界で出会った関係者（ドナー、レシピエント、提供精子で生まれた子どもたち）や専門家（弁護士、学者など）へのインタビューをまとめたものだ。

子どもの頃から愛情たっぷりに弟たちの世話をしてきた彼女は、いずれ母親になる気満々だった。ジャーナリストとして仕事に邁進し、ニューズウィーク誌の上席調査報道記者になった。キャリアにおける目標を達成した三八歳のとき、ふとその言葉が口から転がり出た。「赤ちゃんを産みたいな」妊娠するためのタイムリミットも迫っている。だが、どうやって？　結婚の予定どころか、彼氏もいないというのに。

我らのヴァレリーはあきらめない。選択的シングルマザーになる決心をし、精子バンクのウェブサイトを閲覧することから始めた。無料で閲覧できる範囲でも、ドナーの顔写真、身体的な特徴、経歴などを確認できる。

精子バンクは、食品医薬品局（FDA）の監督のもと、精子提供者（ドナー）に対して厳格なスクリーニングを行い、提供を受ける人（レシピエント）の安全を守っている。だが、利用するには多額の費用がかかり、ドナーは匿名が原則で、実際にどんな人物かを知ることはできない。しかも、生まれた子どもは一八歳になるまで生物学上の父親であるドナーに面会を求めることができないと決められている。

ヴァレリーには精子バンクを利用するだけの預金があったが、実際にドナーに会って、自分の子どもの生物学上の父親になる人物の人柄を確認したかった。それに、生まれた子どもが小さなうちから面会してくれる人がよかった。

そこで、正規の精子バンクを通さずに〝インターネットで見つけた、非匿名の、フリーランスのドナー〟から精子をもらい受けて妊娠を目指すことにする。彼女が足を踏み入れたのは怪しくも興味深いアンダーグラウンドの世界で、記者魂にも火がつく。

フェイスブックにはドナーとレシピエントが情報交換をできるコミュニティがいくつもあり、精子バンクの利用ができない同性カップルやＬＧＢＴＱ＋の人たちの受け皿にもなっている。

たいていのコミュニティは〝スーパードナー〟と呼ばれる、何十人、何百人もの子どもを誕生させた実績のあるベテランのドナーが世話人をしている。彼らは毎晩睾丸を冷やし、節制し、レシピエントに良質の精子を届けるべく努力している。もちろん、純粋な人助けのためではなく、単に多くの女性と性行為をするためにドナーをしている人もいるし、自分のライバルになりそうなドナーをコミュニティから追い出し、性行為目的のドナーがいると告発する女性の声を握りつぶす人もいる。

だからといって、ドナーがやりたい放題の気楽な立場かといえば、そうでもない。セックス依存症になって苦しんだり、選択的シングルマザーを目指していたものの後になって経済的に困窮したレシピエントから子どもの養育費を求められたりする場合もある。

さて、日本ではどうか。病院で行う精子提供は、夫が無精子症の夫婦に、病院が募集したドナーの精子を提供することから始まった。現在では性別適合手術を受けて女性から男性になったり、身体的には女性だが性自認が男性だったりする夫婦にも提供されている。いずれにしても、法的に婚姻関係にある夫婦だけが対象で、ドナーは匿名が原則だ。

だが近年、日本でもドナーで生まれた子どもたちの出自を知る権利を求める声が高まっている。そのため、将来的に身元を特定される可能性があると考え、提供をためらうドナーが増えてきた。現在ではドナーが不足し、希望しても病院で不妊治療を受けることができなくなっている。

次の選択肢として海外の精子バンクの利用があるが、渡航費や治療費がかかるため、日本でもＳＮＳなどインターネットを介して精子提供を受ける選択をする人が増えている。

その理由や、そこで起きるリスクやトラブルはアメリカと同じだ。

原題の『*Inconceivable*』には〝想像もつかないこと〟、〝信じられないこと〟という意味がある。本書を読み進めていくと、精子の受け渡し方法や、ドナーとレシピエントの法的な関係、生殖補助医療の実際、提供精子で生まれた子どもの出自を知る権利、その子ども同士が互いの素性を知らずに結婚してしまう近親相姦の可能性など、まさに驚きの連続だ。「conceive」自体には〝身ごもる〟という意味もあり、その前後に否定を表す「in」と可能を表す「able」があるので、〝身ごもることができない〟という切ない意味も込められているのかもしれない。

普段は前向きでパワフルなヴァレリーだが、彼女の妊活の道のりは過酷だ。弱音を吐きたくても、敬虔なカトリック教徒の母親には妊活していることを打ち上げることができない。純粋に恋愛対象の男性に振り回され、妊活とは別に神経をすり減らすこともある。

妊娠・出産は、女性が残酷なほど〝肉体的な〟問題を突き付けられる瞬間だ。社会的立場も、本人の努力もまったく関係がない。この女性ならではの焦燥や葛藤に、どうか男性も寄り添って欲しい。生殖補助医療の発展により、今までになかった選択肢が増え、様々な情報が溢れるなか、どこでどう折り合いをつけていけばいいのだろう。

伝統に縛られない、新しい方法で家族をつくろうとするひとりの女性の奮闘と記者魂に、ぜひ驚嘆していただきたい。

二〇二四年一〇月

佐藤満里子

原注

1章　赤ちゃんを求めて

1 Michelle J. K. Osterman, Brady E. Hamilton, Joyce A. Martin, et al., "Birthes: final Data for 2021," *National Vital Statistics Reports*, vol. 72, no. 1 (Hyattsville, MD: National Center for Health Statistics, 2023), https://doi.org/10.15620/cdc:122047

2 同上

3 Rachel Arocho, Elizabeth B. Lozano, and Carolyn T. Halpern, "Estimates of Donated Sperm Use in the United States: National Survey of Family Growth 1995-2017," *Fertility and Sterility* 112, no 4 (October 2019): 718-23, https://doi.org/10.1016/j.fertnstert.2019.05.031, PMID: 31371048, PMCID:PMC6765402

3章　たくさんの子どもを誕生させる男たち

1 T. Freeman, V. Jadva, E. Tranfield, et al., "Online Sperm Donation: A Survey of the Demographic Characteristics, Motivations, Preferences and Experiences of Sperm Donors on a Connection Website," *Human Reproduction 31*, no. 9 (2016): 2082-89, https://doi.org/10.1093/humrep/dew166

5章　ドクター・高慢ちきへの伝言

1 A. T. Gregoire and Robert C. Mayer, "The Impregnators," *Fertility and Sterility* 16, no. 1 (1965): https://doi.org/10.1016/S0015-0282(16)35476-0

2 Elizabeth Yuko, "The First Artificial Insemination Was an Ethical Nightmare" *The Atlantic*, Jan. 8, 2016, https://www.theatlantic.com/health/archive/2016/01/first-artificial-insemination/423198

3 Gregoire and Mayer, "The Impregnators"

4 Jane Menken, James Trussell, and Ulla Larsen, "Age and Infertility," *Science* 233, no. 4771(1986): 1389-94, https://doi.org/10.1126/sci-

ence.3755843. Erratum in Science 234, no.4771 (1986): 413. PMID: 3755843, https://pubmed.ncbi.nlm.nih.gov/3755843.

6章　ディブリングと呼ばないで

1 Annelies Thijssen, Veerle Provoost, Eva Vandormael, et al., "Motivations and Attitudes of Candidate Sperm Donors in Belgium," *Fertility and Sterility* 108, no. 3 (2017): 539-47, https://doi.org/10.1016/j.fertnstert.2017.06.014

2 Bjørn Bay, Peter B. Larsen, Ulrik Schiøler Kesmodel, and Hans Jakob Ingerslev, "Danish Sperm Donors across Three Decades: Motivations and Attitudes," *Fertility and Sterility* 101, no. 1 (2014): 252-257. https://doi.org/10.1016/j.fertnstert.2013.09.013

3 Kara W. Swanson, "Adultery by Doctor: Artificial Insemination, 1890-1945," *Chicago-Kent Law Review* 87, no. 2 (2012): 591, https://scholarship.kentlaw.iit.edu/cklawreview/vol87/iss2/15

4 Jenny Kleeman, "The Great Sperm Heist: 'They Were Playing with People's Lives,'" *The Guardian*, Sept. 25, 2021, https://www.theguardian.co./lifeandstyle/2021/sep/25/the-great-sperm-heist-they-were-playing-with-peoples-lives.

5 Alexis C. Madrigal, "The Surprising Birthplace of the First Sperm Bank," *The Atlantic*, Apr. 28, 2014, https://www.theatlantic.com/technology/archive/2014/04/how-the-first-sperm-bank-began/361288.

6 Martin Curie-Cohen, Lesleigh Luttrell, and Sander Shapiro, "Current Practice of Artificial Insemination by Donor in the United States." *New England Journal of Medicine* 300, no.11 (1979): 585-90, https://doi.org/10.1056/NEJM197903153001103, PMID:763271

7 Madrigal, "Surprising Birthplace"

8 Practice Committee of the American Society for Reproductive Medicine and the Practice Committee for the Society for Assisted Reproductive Technology, "Guidance Regarding Gamete and Embryo Donation," *Fertility and Sterility* 115, no. 6 (2021), https://doi/org/10.1016/j.fertnstert.2021.01.0145

9 "Q&A," *Human Fertilisation and Embryology Authority*, https://www.hfea.gov.uk/donation/donors/donating-your-sperm.

10 "Purchaser Semen and Storage Agreement," Seattle Sperm Bank website, https://www.seattlespermbank.com/form-pssa.

7章　デザイナー・ベビー

1 L. L. Wall, "The Medical Ethics of Dr J. Marion Sims: A Fresh Look at the Historical Record," *Journal of Nedical Ethics* 32, no. 6 (2006): 346-50, https://doi.org/10.1136/jme.2005.012559

2 Linda　Villarosa, "The Long Shadow of Eugenics in America," *New York Times*, Jun. 8, 2022, https://www.nytimes.com/2022/06/08/magazine/eugenics-movement-america.html.

8章　子どもは（だいたい）だいじょうぶ

1 Edward Kruk, "The Vital Importance of Paternal Presence in Children's lives," *Psychology Today*, May 23, 2012, http://www.psychologytoday.com/blog/co-parenting-after-divorce/201205/father-absence-father-deficit-father-hunger.

2 同上

3 Yaniv Heled, Timothy Lytton, and Liza Vertinsky "A Wrong Without a Remedy: Leaving Parents and Children with a Hollow Victory in Lawsuits Against Unscrupulous Sperm Banks," *Chicago-Kent Law Review* 96, no. 1 (2022): 115, https://scholarship.kentlaw.iit.edu/cklawreview/vol96/iss1/5.

4 Susan Golombok, Catherine Jones, Poppy Hall, et al., "A longitudinal Study of Families Formed Through Third-Party Assisted Reproduction: Mother-Child Relationships and Child Adjustment from Infancy to Adulthood," *Developmental Psychology* 59, no. 6 (2023): 1059-73. https://psycnet.apa.org/fulltext/2023-63676-001.html.

10章　胸も懐も痛むばかりの妊活

1 Board of Governors of the Federal Reserve System, "Report on the Economic Well-Being of U.S. Households in 2021," May 2022, https://www.federalreserve.gov/publications/files/2021-report-economic-well-being-us-households-202205.pdf

2 R. H. Goldman, et.al., "Predicting the likelihood of Live Birth for Elective Oocyte Cryopreservation: A counseling Tool for Physicians and Patients," *Human Reproduction* 32, no. 4 (2017): 853-59, https://doi.org/10.1093/humrep/dex008.

3 Skinner v. Oklahoma, 316 U.S. 535 (1942), available at https://scholar.google.com/scholar_case?case=8050731321644873759&q=Skinner+v.+Oklahoma,316U..535(1942)&hl=en&as_sdt=80006&as_vis=1.

4 ESHRE Capri Workshop Group, "Social Determinants of Human Reproduction," *Human Reproduction* 16, no.7 (2001): 1518-26, https://academic.oup.com/humrep/article/16/7/1518/693439

5 Centers for Disease Control and Prevention, "Key Statistics from the National Survey of Family Growth," CDC website, https://www/cdc.gov/nchs/nsfg/key_statistics/i.htm#infertilityservices (accessed Fed. 9, 2021).

6 Anjani Chandra, Casey E. Copen, and Elizabeth Hervey Stephen, "Infertility and Impaired Fecundity in the United States, 1982-2010: Data from the National Survey of Family Growth (2013)," *National Health Statistics Reports*, no. 67, Aug. 14, 2013, www.cdc.gov/nchs/data/nhsr/nhsr067.pdf

7 Saswati Sunderam, Yujia Zhang, Amy Jewett, et al., "State-Specific Assisted Reproductive Technology Surveillance, United States: 2019 Data Brief," Division of Reproductive Health, National Center for Chronic Disease Prevention and Health Promotion, CDC, October 2021, https://www.cdc.gov/art/state-specific-surveillance/2019/index.html.

8 European Society of Human Reproduction and Embryology, ART fact sheet, https://www.eshre.eu/Press-Room/Resources/Fact-sheet (accessed Jun. 2, 2021)

9 M. S. Kupka, A. P. Ferraretti, J. de Mouzon, et. Al., "Assisted Reproductive Technology in Europe, 2010: Results Generated from European Registers by ESHRE," *Human Reproduction* 29, no. 10 (2014): 2099-2113, https://doi.org/10.1093/humrep/deu175.

11章　あなたは父親よ、おめでとう

1 Amber D. Abbasi, "The Curious Case of Trent Arsenault: Questioning FDA Regulatory Authority Over Private Sperm Donation," *Annals of Health Law* 22, no. 1 (2013), https://lawecommons.luc.edu/annals/vol22/iss1/3.

2 Laird Harrison, "CA Sperm Donor at Odds with Federal Regulators," Reuters, December 20, 2011, https://www.reuters.com/article/us-ca-sperm-donor/ca-sperm-donor-at-odds-with-federal-regulators-idUSTRE7BJ2E620111220.

3 Abbasi, "The Curious Case"

4 同上

5 同上

6 Larry O'Dell, "Virginia Court: Dad Has Rights After Turkey-Baster Pregnancy," Associated Press, April

21, 2015, https://apnews.com/4f85e23b6b8e4bd5a80f8aff47a922b5.

7 Sara Luterman and Kate Sosin, "A Lesbian Mom Raised Her Son for Two Years, An Oklahoma Judge Erased That in 15 Minutes," *The 19th*, May 20, 2022, https://19thnews.org/2022/05/oklahoma-custody-case-lgbtq-parenting-marrige-equality.

著者　ヴァレリー・バウマン　Valerie Bauman

〈ニューズウィーク〉誌の上級調査報道記者。記者として約 20 年のキャリアを持ち、法律関連情報提供サービス〈ブルームバーグ・ロー〉、〈ニューズデイ〉紙、AP 通信社にて、薬害訴訟や自然災害、政治問題等の報道に携わる。2021 年、全米ビジネス編集者記者協会投資・市場部門最優秀賞受賞。本書が初の著書。

訳者　佐藤満里子（さとう・まりこ）

東京都生まれ。国際基督教大学卒業。訳書に『アインシュタイン』（三省堂）『にせ者が看護師になる方法』（原書房）がある。

わたしはドナーを選《えら》んでママになる

非正規《ひせいき》の精子提供《せいしていきょう》で妊娠《にんしん》するまで

2024年12月15日　第1刷

著者……………………ヴァレリー・バウマン
訳者……………………佐藤満里子《さとうまりこ》
ブックデザイン………永井亜矢子（陽々舎）
装画……………………中島梨絵
発行者…………………成瀬雅人
発行所…………………株式会社原書房
〒160-0022 東京都新宿区新宿 1-25-13
電話・代表　03(3354)0685
http://www.harashobo.co.jp/
振替・00150-6-151594
印刷……………新灯印刷株式会社
製本……………東京美術紙工協業組合

ISBN 978-4-562-07487-7　Printed in Japan